LE LIVRE NOIR DES ALLERGIES

DES MÊMES AUTEURS

Ouvrages de Guy Hugnet

Psychotropes : l'enquête, L'Archipel, 2012.
Affaire Raddad : le vrai coupable, L'Archipel, 2011.
Antidépresseurs : mensonges sur ordonnance, éd. Thierry Souccar, 2010.
Enfants sages sur ordonnance (avec Frédéric Gilbert), Hugo & Cie, 2006.
Antidépresseurs : la grande intoxication, Le Cherche Midi, 2004.

Ouvrages de Pierrick Hordé

Diagnostics incroyables, Flammarion, 2013.
Asthme et allergies pour les nuls, First, 2012.
Patients, tout ce qu'on vous cache : médecine, mode d'emploi (avec Claire Gabillat) Flammarion, 2006.
Le Guide des allergies aux pollens (avec Céline Couleuvre), J'ai Lu, 2006.
L'Asthme et les allergies, Flammarion, 2004.
Nouvelles histoires extraordinaires de la médecine, Flammarion, 2003.
Meurtres sur ordonnance, France Loisirs, 2002.
Reconnaître et combattre les allergies chez l'enfant, Flammarion, 2002.
Allergies, le nouveau fléau ?, Flammarion, 2000.
Histoires extraordinaires de la médecine, J'ai Lu, 2000.
Ces incroyables histoires de la médecine, France Loisirs, 1994.

Dr PIERRICK HORDÉ
Dr ISABELLE BOSSÉ
GUY HUGNET

LE LIVRE NOIR DES ALLERGIES

l'Archipel

Notre catalogue est consultable à l'adresse suivante :
www.editionsarchipel.com

Éditions de l'Archipel
34, rue des Bourdonnais
75001 Paris

ISBN 978-2-8098-1653-2

Introduction

« Pourquoi suis-je devenu allergique, et à quoi exactement ? », « Quel régime alimentaire mon enfant doit-il suivre ? », « Vais-je guérir ? », « Pourquoi autant d'allergies aujourd'hui ? ». Ce type de questions, nous, allergologues, les entendons à longueur de journée, lors de nos consultations. Des questions simples qui touchent à la vie quotidienne de nos patients et que des millions de personnes se posent également pour eux-mêmes, leurs enfants ou leurs familles. Sans trouver de réponse, bien souvent. C'est pour combler ce vide que ce livre a été écrit. À plusieurs mains – six au total – parce que le sujet est suffisamment vaste pour être exploré sous de multiples points de vue : médical, scientifique, journalistique, économique, politique…

Nul doute. Une épidémie est en train de s'abattre sur les pays les plus industrialisés. Alors que, après guerre et jusqu'aux années 1970, l'allergie n'était même pas un sujet de discussion, aujourd'hui une personne sur trois est affectée et l'on recense déjà trois cent millions d'asthmatiques dans le monde. Sans verser dans le catastrophisme, l'avenir ne s'annonce pas rose puisque l'Organisation mondiale de la santé (OMS) prévoit que, à l'horizon 2050, la moitié de la population occidentale sera victime d'allergies de toutes natures : respiratoires, alimentaires, professionnelles, médicamenteuses… Beaucoup d'entre nous en subissent déjà les conséquences au quotidien : rhume des foins, larmoiements, irritation de la gorge, asthme, eczéma, urticaire..., et jusqu'au choc anaphylactique qui provoque chaque année la mort de plusieurs dizaines de personnes. Nos chères têtes blondes ne seront pas épargnées. D'ores et déjà, de nombreuses études montrent que, notamment, la fumée du tabac, la pollution atmosphérique, l'alimentation, les médicaments peuvent agir et modifier l'expression des gènes de l'embryon, augmentant ainsi le risque de rendre le bébé allergique dès la naissance.

Maladie de civilisation liée à nos modes de vie ? C'est probable, puisque la courbe des allergies a évolué parallèlement à celle de l'industrialisation. Prix à payer pour l'allongement de la durée de la vie ? Peut-être. Une chose est sûre, les coupables sont innombrables – acariens, pollens, médicaments, aliments, animaux domestiques, tabac, peintures, conservateurs, soleil, pollution de l'air, gaz d'échappement, etc. Mais qui sont les responsables ?

Nous avons cherché à le savoir en menant l'enquête dans de nombreux domaines. Cosmétiques : les nouveaux conservateurs qui remplacent les parabènes sont-ils dangereux ? Que contiennent réellement les produits « hypoallergéniques » ou « bio » ? Pollens : la politique menée par les grandes villes est-elle responsable des flambées de rhumes des foins ? Alimentaire : le sans-gluten – « No-Glu » – est-il le dernier attrape-bobo à la mode ou une affaire à prendre au sérieux ? Ajoutons à cela le scandale des tests d'intolérances alimentaires, la « surchlorisation » des piscines, la fumée du tabac, le sous-diagnostic et la mauvaise prise en charge des maladies allergiques... Quelle part de responsabilité les pouvoirs publics ont-ils dans l'inflation de ces maladies des temps modernes ? Qu'en est-il de chacun d'entre nous, à titre individuel ? Pour le savoir, nous avons interrogé des laboratoires, services d'urbanisme ou de recherche, industriels, médecins, experts…

Quelles solutions ? Les allergologues apportent ici leur expertise et leur connaissance du terrain et des patients. Leurs recommandations aussi. Face aux défis qui s'annoncent, les « allergos » sont les mieux placés pour diagnostiquer, soigner, informer sur les conduites à tenir. Or, paradoxalement et contrairement à d'autres pays européens, l'allergologie est, en France, une discipline mal connue, non reconnue comme une spécialité. Une nécessité pourtant, eu égard à l'augmentation du nombre de patients et aux évolutions de la recherche fondamentale et clinique. Le combat s'annonce rude, mais nous sommes prêts à relever le défi. Avec vous. Et pour vous.

1

COSMÉTIQUES HYPOALLERGÉNIQUES : CELA N'EXISTE PAS

« Miroir, mon beau miroir, dis-moi qui est la plus belle ? » Ce matin-là, Myriam ne voterait certainement pas pour elle. Au réveil, c'est la catastrophe. Elle découvre dans la glace deux paupières boursouflées, rouge écrevisse, et un visage grêlé de petites taches. À trente-sept ans, le teint de pêche qui fait sa fierté et qu'elle entretient avec soin semble avoir disparu à jamais en une seule nuit. Un désastre. Impossible d'aller travailler dans cet état. Inquiète, elle consulte immédiatement son médecin généraliste, qui diagnostique un eczéma des paupières et lui prescrit une crème à base de cortisone, ainsi que des comprimés antihistaminiques. Le traitement la soulage assez rapidement.

Ouf! Fausse alerte, se dit Myriam. La vie peut reprendre son cours. Sauf que, quelques jours plus tard, les plaques réapparaissent, la situation s'aggrave. Son médecin, à court de solutions, finit par l'orienter vers un allergologue. Lequel, grâce aux patch-tests, diagnostique une allergie à la méthylisothiazolinone (MIT), un conservateur au nom imprononçable mais qu'il vaut pourtant mieux apprendre à connaître. Après interrogatoire, le spécialiste détecte l'origine du mal : le démaquillant de Myriam, dans lequel loge la MIT. Désormais, elle va devoir apprendre à déchiffrer les étiquettes.

Un cas isolé ? Pas vraiment. Dès l'aube des années 2010, plusieurs équipes de dermatologues en Europe ont signalé l'inquiétante montée des allergies liées à la MIT, y compris chez des jeunes. En 2012, la revue scientifique *Pediatrics* publiait un article portant sur six cas d'enfants porteurs d'eczéma réfractaire à tout traitement. Toutefois, pour la MIT, le glas de l'innocence ne sonna réellement qu'en juillet 2013, lors d'un congrès de dermatologie, à Liverpool. À la tribune, un à un, les spécialistes se succèdent pour instruire le procès du conservateur. Après avoir énuméré les exemples – parfois graves, comme des dermatoses sévères de la face –, ils s'accordent sur une estimation : 6 à 10 % de la population européenne est allergique à la MIT. « Une situation inacceptable », déclare le professeur David Orton, président de l'Association britannique des dermatologues. Un de ses confrères, l'éminent docteur Ian White, de l'hôpital St Thomas à Londres, ajoute : « De toute mon expérience, je n'ai jamais vu ça. » Certains n'hésitent pas à en demander le retrait immédiat du marché.

Tueurs de bactéries

Qu'est-ce que cette MIT, qui affole soudain les compteurs ? On n'a pas attendu l'ère moderne pour se maquiller, utiliser crèmes, pigments, onguents, savons…, mais l'industrialisation et les nouvelles technologies ont changé radicalement le visage de la cosmétologie. Un cosmétique, on l'ignore bien souvent, aveuglé par les promesses du marketing, les rêves de beauté et de jeunesse éternelle, est composé d'à peine moins de 1 % de principes actifs. Le reste, de vingt à cinquante ingrédients, ce sont des additifs qui ont pour mission d'obtenir la texture souhaitée, de parfumer, colorer ou encore de conserver, c'est-à-dire empêcher la prolifération bactérienne de champignons, d'algues... – inévitable, du fait de la présence d'eau dans les cosmétiques.

Véritables tueurs de bactéries, les conservateurs sauvent notre peau, si l'on peut dire, puisqu'ils protègent notre santé. Néanmoins, revers de la médaille, eux-mêmes ne sont pas sans danger. Parmi les dommages collatéraux : allergies, irritations, toxicité, risque cancérigène... Pour l'industriel, trouver le candidat idéal – efficace, dénué d'effets secondaires, économique – relève donc du casse-tête. D'autant que la loi interdit désormais les tests sur les animaux[1].

Pendant longtemps, les parabènes ont fait figure d'additif idéal. En conséquence, les fabricants les ont utilisés dans 80 % des cosmétiques. Mais, soudain, alors qu'ils étaient au sommet de leur gloire, tout s'est écroulé. Perturbateurs endocriniens, cancérigènes..., ils se sont vus accablés de tous les maux, sans que l'on sache exactement ce qu'il fallait en penser puisque le législateur européen n'a tranché que tardivement sur le sujet[2]. Finalement, les parabènes ont sauvé leur tête devant le tri-

1. Avant la mise sur le marché, un industriel est tenu de faire la preuve de l'innocuité de son produit ; ce qui est devenu difficile avec l'interdiction depuis 2004 des tests sur les animaux. Les tests *in vivo* et *in vitro*, utilisés en remplacement, sont moins performants chez l'homme pour prévenir un risque allergique.

2. Le Comité scientifique pour la sécurité des consommateurs (CSSC) a attendu 2013 pour décider que les parabènes autorisés ne présentaient pas de risques, sans toutefois écarter cette possibilité chez les moins de six mois avec les produits de change. La zone de change étant souvent irritée.

bunal des experts, mais, tombés en disgrâce aux yeux de l'opinion publique, ils font désormais figure de véritables épouvantails. Ironie de l'histoire, la mention « Sans parabènes » est devenue un argument commercial placardé sur les étiquettes de nombreux cosmétiques vendus par ces mêmes commerçants qui auparavant vantaient leurs mérites. Plus dure sera la chute !

En 2005, presque du jour au lendemain, il a donc fallu trouver un conservateur de rechange. Les industriels piochent alors dans une liste d'une cinquantaine de produits autorisés par la Commission européenne. Et c'est la MIT qui sort du chapeau. Pourquoi ? Bon profil. Efficace et sans danger. Voilà, pour la version officielle. « Solution de facilité, rétorque une source proche du dossier, une affaire de gros sous avant tout. » « Les industriels ont surtout pris garde au côté économique, et l'affaire s'est réglée sur le prix. » Pas cher et efficace à très faible dose ; la concentration maximale autorisée étant de 0,01 %.

« Question sécurité, on n'a pas trop regardé », ajoute notre taupe – sans quoi, on se serait rappelé que la MIT est loin d'être un nouveau venu. Plutôt un revenant qui hante de longue date les coulisses du business de la cosmétique. En effet, depuis 1976, on la trouve dissimulée sous l'étiquette Kathon-CG, un mélange de méthylisothiazolinone (MIT) et de son cousin le chlorométhylisothiazolinone[1] – utilisé à doses très faibles dans certains produits cosmétiques et ménagers. Dans les années 1980, du fait d'une épidémie d'allergies, l'usage du Kathon-CG a été limité à certains produits rincés tels que les shampoings. Progressivement, il a été abandonné au profit des… parabènes, parés alors de toutes les vertus.

1. Dans la proportion de 1-3.

Quarante millions d'allergiques et moi et moi et moi…

Les deux compères de Kathon-CG appartiennent à la tribu des thiazolinones, puissants biocides utilisés contre les bactéries, champignons et algues dans la fabrication de pâtes à papier, encres d'imprimerie, laques, peintures, vernis, réservoirs d'essence, extraction du pétrole, tours de réfrigération, systèmes de refroidissement, etc. Depuis 2005, la MIT est également autorisée, seule cette fois, dans la majorité des cosmétiques[1] – crèmes pour la peau, savons, parfums, eaux de toilette, shampoings, etc. – utilisés chaque jour par des centaines de millions d'individus en Europe.

Cerise sur le gâteau, la même MIT, seule ou accompagnée de son cousin, prolifère également dans les lingettes pour enfants, les crèmes protectrices pour le change, les liquides vaisselle, les adoucissants, lessives, nettoyants pour plaques vitrocéramiques et la plupart des autres nettoyants ménagers. Cela fait réfléchir, quand on sait que chaque jour les Français achètent en moyenne 525 000 shampoings, 309 000 produits de soin spécifiques, 157 000 flacons de parfum – dont 45 000 pour les hommes – et 544 000 produits pour le bain et la douche.

Si 10 % de la population est allergique à la MIT, ce sont donc quarante millions d'Européens qui sont

1. Définition d'un cosmétique : « On entend par "produit cosmétique" toute substance ou préparation destinée à être mise en contact avec les diverses parties superficielles du corps humain, notamment l'épiderme, les systèmes pileux et capillaire, les ongles, les lèvres et les organes génitaux externes, ou avec les dents et les muqueuses buccales en vue, exclusivement ou principalement, de les nettoyer, de les parfumer, d'en modifier l'aspect, de les protéger, de les maintenir en bon état ou de corriger les odeurs corporelles. » (Article L.5131-1 du Code de la santé publique.)

touchés. Un sacré coup d'épée dans la réglementation européenne (REACH[1]), puisque, selon celle-ci, un cosmétique doit être sûr pour la santé humaine. En décembre 2013, le Comité scientifique pour la sécurité des consommateurs (CSSC), un organe consultatif de la Commission européenne, constatait « la hausse spectaculaire des cas d'allergie à la MIT, un phénomène sans précédent en Europe ». Et à la question : « La MIT est-elle sûre par rapport à la concentration actuellement autorisée dans les cosmétiques[2] ? », les experts répondaient par la négative. À leurs yeux, aucune concentration n'est sûre dans les produits non rincés, y compris les lingettes. Dans les produits rincés, une concentration de 15 ppm – soit 15 mg pour 1 kilo de produit fini – est considérée comme sûre, avec des réserves. Les experts reconnaissaient également des lacunes dans les connaissances tout en soulignant que les expositions via d'autres produits que les cosmétiques sont mal connues.

Au même moment et sans attendre un éventuel changement de réglementation, Cosmetic Europe, le syndicat de l'industrie, recommandait à ses adhérents de ne plus utiliser la MIT, en particulier dans les produits non rincés. « Cette action est recommandée dans l'intérêt de la sécurité des consommateurs », expliquait le syndicat. Certains industriels – Nivea, Unilever, par exemple – se sont engagés dans cette voie. D'autres ne se prononcent pas clairement. Car la remplacer oui, mais par quoi ? La question est sur toutes les lèvres. Bernard Lhomme,

1. Enregistrement, Évaluation et Autorisation des Substances chimiques. Mis en place en 2006, REACH a pour but, en principe, de lutter contre l'introduction de substances chimiques dont on ne connaît pas les effets.

2. 100 ppm – Conclusion P 30 http://ec.europa.eu/health/scientific_committees/consumer_safety/docs/sccs_o_145.pdf

directeur général de la société Thor Personal Care, spécialiste de la protection microbiologique des formules cosmétiques, observe que « la gamme des conservateurs disponible est de plus en plus réduite par la réglementation, mais aussi par les limitations que les marques – pour des raisons de marketing et de concurrence – s'imposent. […] Le marché s'est piégé lui-même ». Bernard Lhomme en est donc convaincu, « les parabènes feront leur retour[1] ».

Le Corporate Europe Observatory y voit davantage l'influence de l'intense lobbying mené par les fabricants de parabènes, via un certain nombre d'experts appartenant à des comités scientifiques chargés de l'évaluation de la sécurité des substances chimiques. Le Corporate est une association européenne qui mène des enquêtes sur l'influence des entreprises et de leurs lobbies dans l'élaboration des politiques européennes. Dans son dernier rapport, « Chemical Conflicts », le Corporate note que les deux tiers des experts impliqués dans les évaluations ont au moins un – et parfois davantage – conflit d'intérêts, direct ou indirect, du fait de leur lien avec les industries concernées par leurs décisions – Glaxo, Unilever, Dupont, etc. Ces experts ont pu recevoir des industriels des subventions pour leurs recherches ou être rémunérés en tant que consultants, ce qui peut influencer leurs décisions.

Selon Pascoe Sabido, de Corporate Europe Observatory, « évaluer le risque potentiel de substances comme des parabènes perturbateurs endocriniens peut avoir un impact énorme sur la santé, sur l'environnement et même sur le développement d'un fœtus. Mais ces

1. http://www.premiumbeautynews.com/fr/les-parabenes-feront-leur-retour, 6448

évaluations influent aussi sur les résultats financiers des entreprises qui produisent et utilisent ces substances. Cela signifie que l'indépendance des scientifiques qui donnent ces avis d'experts doit être au-dessus de tout soupçon, ce qui n'est pas le cas». L'Observatoire réclame des mesures afin de renforcer la politique d'indépendance des comités d'experts et éliminer les liens d'intérêts entre l'industrie et l'évaluation de la sécurité des substances qu'elle produit.

Chanel et Paic citron

Parabènes, MIT, parabènes… le docteur Martine Vigan, dermato-allergologue à Besançon, observe ce ballet avec curiosité. «Les cosmétiques sont les symboles du luxe, de la beauté, ils nous font rêver, c'est pourquoi on les paie souvent très cher. Pourtant, et la plupart des gens l'ignorent, on trouve dans les produits des grandes marques, Chanel et autres, les mêmes ingrédients que dans ceux dits "bas de gamme", le Paic citron, les lessives, lingettes, la peinture ou les liquides de refroidissement.» De fait, de la MIT ou apparentés, il y en a partout autour de nous, mais nous ne le savons pas. On l'inhale, elle nous pique la peau sans qu'on s'en rende compte. L'eczéma, bien souvent, ce n'est pas très grave. Ça se soigne facilement, en général. On n'en meurt pas. Martine Vigan nous met cependant en garde: «Des plaques rouges et des démangeaisons peuvent apparaître jusqu'à soixante-douze heures après que la peau est entrée en contact avec la MIT. Parfois, de fines particules qui subsistent dans l'air après l'utilisation d'un produit suffisent à déclencher une réaction allergique. Elles peuvent apparaître subitement, même si on utilise déjà le produit depuis longtemps. » Et l'allergologue de rappeler que « quand on est allergique à la MIT, c'est pour la vie ».

Dans son numéro de septembre 2013, la revue *60 millions de consommateurs* dressait la liste d'une centaine de molécules qu'il est préférable d'éviter pour notre santé. La MIT et les autres membres de sa famille[1] y figurent en bonne place. À proscrire également : le triclosan[2], présent dans les crèmes à raser, déodorants, dentifrices, savons… ; le phénoxyéthanol[3], dans les lingettes pour enfants, ainsi que vingt-six parfums allergisants – linalol, géraniol, citronellol, limonène, citral, etc. – que l'on trouve dans les cosmétiques, lessives, produits d'entretien, détergents, désodorisants et même certains médicaments[4]. À noter que, depuis 2004, à la suite d'une loi française d'orientation de santé publique adoptée aujourd'hui par le Règlement cosmétique européen, les consommateurs ont la possibilité de déclarer à l'Agence nationale de sécurité du médicament (ANSM)

---

1. Chlorométhylisothiazolinone et benzisothiazolinone.

2. Substance interdite à partir du 30 octobre 2014. Les fabricants ne pourront plus les intégrer dans les nouveaux produits, cependant les anciens resteront en vente jusqu'au 30 juillet 2015.

3. Le phénoxyéthanol, contenu également dans de nombreux cosmétiques, a fait l'objet d'un rapport de l'ANSM, en 2012, qui conclut à l'absence d'effet toxique sur l'homme, et aucun cas de cosmétovigilance n'a été rapporté. Cependant, par mesure de précaution et en attendant des études complémentaires, l'ANSM recommande de ne plus utiliser de produits pour le siège chez les enfants de moins de trois ans, et de diminuer la concentration maximale autorisée à 0,4 %. On retrouve néanmoins, dans une étude américaine parue en 2013, 5,5 % de tests cutanés positifs à cette substance.

4. La sensibilisation dans la population générale varie de 1 à 4,2 %. Les déodorants sont les principaux fautifs, suivis des eaux de toilette, gels douche, après-rasage…

les effets indésirables observés avec les cosmétiques[1]. De leur côté, professionnels de santé et industriels sont, eux, dans l'obligation de signaler à l'ANSM ou à la Direction générale de la concurrence, de la consommation et de la répression des fraudes (DGCCRF) les effets graves imputables aux mêmes cosmétiques. Lorsque l'Agence enregistre un signal fort, elle avertit l'Europe. Côté professionnel, le réseau Revidal, réseau de vigilance en dermato-allergologie, collecte, en plus de l'ANSM et des fabricants, les effets indésirables liés à des allergènes entraînant des allergies cutanées, notamment dans les cosmétiques[2]. Ce qui permet, quand une substance ou un produit fini – une crème de jour, par exemple – est signalé(e) plusieurs fois, de mettre en place une vigilance particulière sur ce produit et de découvrir des « néo-allergènes » jusqu'alors ignorés.

Le fait que les mêmes toxiques alimentent une longue chaîne de produits de consommation courante – cosmétiques, lingettes, lessives, etc. – peut être la source de problèmes de santé importants. Le risque étant l'effet cocktail. Greenpeace souligne que plus de deux cents substances chimiques synthétiques sont retrouvées dans notre corps lors d'analyses pour la plupart mises sur le marché à une époque de réglementation européenne permissive. Or, très peu de données scientifiques existent sur les effets à long terme de ces polluants et leurs possibles interactions les unes avec les autres.

---

1. Un compte-rendu exhaustif est publié chaque année par l'ANSM.
2. Ce réseau est une émanation du GERDA, Groupe d'étude et de recherche en dermato-allergologie.

Le bio, la panacée ?

Être exposé au quotidien à des substances potentiellement toxiques, c'est l'une des craintes qui pousse de nombreux consommateurs dans les bras du bio et autres produits naturels, « hypoallergéniques », sans oublier les désormais incontournables huiles essentielles. Selon une étude du cabinet Kline, le marché mondial des cosmétiques à base de produits naturels sera en croissance d'environ 10 % par an jusqu'en 2016, contre 4 à 5 % pour le marché dans son ensemble.

Les géants de la cosmétique – L'Oréal, Beiersdorf, Unilever, Procter & Gamble, etc. – ont senti le vent tourner. Le fruit étant mûr, ils se sont mis au « bio » ou aux produits dits « naturels ». Les unes après les autres, les petites enseignes pionnières sur le secteur ont été avalées. Un grand classique, mais, conséquence de ce *greenwashing*[1] ambiant, le mot *naturel* s'est beaucoup… dénaturé, et le consommateur a fini par y perdre son latin.

« Ce qui constituait une avant-garde écologiste, à la recherche d'alternatives aux cosmétiques conventionnels, constitue maintenant un courant social de grande ampleur », estime Elfriede Dambacher, PDG de la maison d'édition Naturkosmetik, à Dortmund. « Ces consommateurs ont de nouvelles valeurs et recherchent des produits capables de les mettre en œuvre, qui soient sans danger, sains et sans risque pour l'environnement. »

Soit ! Mais les cosmétiques bio ou naturels sont-ils vraiment sans danger ? Et d'abord, quelle différence entre cosmétiques conventionnels et bio ? Examinons les

1. Pratique marketing consistant à s'acheter une bonne conscience écologique.

points essentiels. Pour le premier, des ingrédients synthétiques, environ 1 % de principe actif, ainsi que des additifs issus de la pétrochimie en pagaille, dont les fameux parabènes, MIT, triclosan… Pour le second, des produits naturels, jusqu'à 35 % de principes actifs, des conservateurs naturels…

Le match semble donc plié d'avance. Soulignons néanmoins que, si la liste des conservateurs autorisés dans les cosmétiques bio est limitée, certains conservateurs chimiques – comme le sodium benzoate ou le potassium sorbate – restent autorisés. Beaucoup de marques les emploient. Sont également utilisés, en cosmétique bio, des acides, comme l'acide benzoïque, l'acide salicylique, l'acide sorbique ou formique, l'alcool benzylique – qui a l'inconvénient d'être asséchant –, des huiles essentielles bactéricides et fongicides, qui ne sont pas considérées comme des conservateurs mais qui permettent de conserver les crèmes – des extraits de plantes –, comme le lichen ou la barbe de Jupiter.

Et c'est là que le bât risque de blesser. Car les labels bio garantissent l'origine de certains ingrédients mais pas l'innocuité du produit. Or, ils contiennent des plantes et huiles essentielles au potentiel allergisant. Une étude menée en Italie a montré 11 % de réactions d'intolérance à l'utilisation de produits à base de plantes – 139 réactions, parmi 1 274 utilisateurs italiens[1]. Ainsi, les huiles de menthe, de lavande, de néroli peuvent être sensibilisantes, de même que le henné, y compris le « naturel ». De plus, le nom de la substance chimique contenue dans

1. *Topical botanically derived products : use, skin reactions, and usefulness of patch tests. A multicentre Italian study*. Corazza M., Borghi A., Gallo R., Schena D., Pigatto P., Lauriola MM., Guarneri F., Stingeni L., Vincenzi C., Foti C., Virgili A. Contact Dermatitis. 2014 Feb ; 70(2):90-7. doi : 10.1111/cod.12124. Epub 2013 Aug 2.

une plante n'est pas toujours connu. Il faut donc se renseigner auprès du fabricant, ce qui complique les choses. Raison pour laquelle les produits bio ne sont pas conseillés aux allergiques.

Pour beaucoup, le recours aux huiles essentielles offre une autre solution, voire une panacée. Pourtant, reconnaît Nelly Segur-Fantino, la responsable qualité et affaires pharmaceutiques de la marque bio Weleda, « la cosmétique naturelle a plus souvent et de manière plus importante recours aux huiles essentielles, qui contiennent des allergènes, que la cosmétique conventionnelle ». À partir de 2015, la réglementation européenne imposera de tripler le nombre de substances potentiellement allergènes devant être mentionnées sur les étiquettes des produits de beauté. De vingt-six actuellement, leur nombre passera à plus de quatre-vingts. Or, sur ce dernier chiffre, près d'un tiers sont utilisées en cosmétique naturelle ; une autre partie encore – parfums de rose ou de citron, par exemple – figure parmi ceux qui peuvent poser de réels problèmes d'allergie. « Les rapports de cosméto-vigilance ne mentionnent pas plus de cas d'allergies en cosmétique naturelle et bio qu'on en trouve en conventionnel », défend Betty Santonnat, directrice du développement de Cosmebio, l'association professionnelle de cosmétique écologique et biologique qui rassemble 400 entreprises, 500 marques et 9 200 produits. Certes, mais pas moins non plus. Un aveu, en quelque sorte.

Pour conclure, précisons que les mentions « Hypoallergénique » ou « Testé sous contrôle dermatologique » n'ont aucune valeur réglementaire. La direction générale de la consommation et de la répression des fraudes (DGCCRF) en donne cette définition : « Substances conçues pour minimiser les risques d'allergie », ce qui ne signifie pas que le risque est nul et que ces produits ne contiennent pas de substances potentiellement allergènes.

Cette notion d'hypoallergénique n'étant encadrée par aucune réglementation, chaque fabricant en a sa propre définition. Un exemple parmi tant d'autres : la lessive douceur hypoallergénique au savon de Marseille d'une marque « écologique et bio ». Elle contient de la méthylchloroisothiazolinone et de la méthylisothiazolinone. Conclusion, les cosmétiques hypoallergéniques présentent le même risque de sensibilisation que les autres.

Quant à la mention « sans conservateurs », elle est faussement rassurante. Les produits dits « sans conservateurs » contiennent en fait des conservateurs non répertoriés sur la liste officielle – plantes, huiles essentielles et solutions alcoolisées –, dont certains sont bel et bien allergisants.

Le côté obscur de la force

Perte de confiance dans la cosmétique traditionnelle, doutes sur la cosmétique bio ou naturelle... Dès lors, à quel saint faut-il se vouer ? Doit-on se résigner à la fatalité ? La beauté, la jeunesse éternelle doivent-elles se payer obligatoirement par une crise d'eczéma qui dévaste les visages ? En réalité, on va le voir, l'avenir est plein de promesses, la technologie pouvant faire de vrais miracles. Mais, avant cela, encore faut-il découvrir le côté obscur de la force.

En juin 2014, le magazine *Que Choisir* jetait un froid dans l'univers magique des cosmétiques en procédant à un test comparatif de l'efficacité d'une quinzaine de crèmes antirides[1]. Une trentaine de volontaires – âgées de trente à soixante et onze ans – participaient aux essais. Les principales marques, de la plus chère à la plus modeste, y étaient testées dans un conditionnement banalisé. Une référence standard d'efficacité connue était appliquée sur la peau en même temps que la crème.

Au final, le magazine ne se montre guère emballé par les résultats. Premier enseignement de ce test, constate-t-il, « l'effet est à peine visible à l'œil nu. Entre rien et un dixième de profondeur en moins, soit quelques microns quand les crèmes marchent ». Le second enseignement est proprement stupéfiant, puisque la meilleure des crèmes étudiées – entendons celle qui donne les moins mauvais résultats – est aussi la moins chère. La crème Cien, vendue 3 euros le pot de 50 ml chez Lidl, emporte le palmarès. *Que Choisir* estime que c'est « la moins insignifiante du lot en matière d'atténuation des rides et qu'elle hydrate bien ». Seul point noir, si l'on peut dire, la présence d'allergènes. Mais c'est également le cas de toutes les autres crèmes.

Que Choisir a sorti la calculette. À l'année, Cien reviendra à 35 euros, contre 917 euros pour la crème Clarins qui monte sur la deuxième marche. Ce sont les deux seules antirides qui dépassent la moyenne de 10 sur 20, la première atteignant 12/20. C'est très faible évidemment. Les autres crèmes peinent à dépasser les notes de 8/20. Celles, en particulier, qui coûtent le plus cher. Une question vient immédiatement aux lèvres : pourquoi les achète-t-on ?

1. Confiés à un laboratoire allemand, les essais étaient étalonnés à partir d'une crème standard, hors commerce, dont la composition ne varie pas avec les années.

L'enquête de *Que Choisir* confirme en fait un secret de polichinelle : ce qui coûte cher en cosmétique, ce n'est pas tant le produit lui-même, son principe actif ou sa fabrication, que le marketing, le packaging, la publicité, les stars d'Hollywood payées à prix d'or pour nous vendre des rêves de beauté inaccessible. Les pubs, c'est leur vocation, promettent monts et merveilles, chaque jour ou presque une « nouvelle nouveauté », la découverte du Graal, grâce à des molécules miracles, anti-âge, antirides, etc. *Que Choisir* donne l'exemple du resvératrol, une substance sécrétée par une plante que l'on trouve entre autres dans la vigne. Elle possède des propriétés antioxydantes modestes mais qui ont été montées en épingle. Dior, Caudalie ou Œnolia n'ont pas hésité à établir un lien quasi magique entre la vigne et leurs cosmétiques. Tout en mettant sous le boisseau le fait que le docteur Dipak K. Das, le chercheur qui a largement contribué à bâtir la réputation du resvératrol, a été convaincu de fraude en 2012.

Dipak Das, figure éminente de la cardiologie américaine, dirigeait le Centre de recherche cardio-vasculaire de l'université du Connecticut. Dans son laboratoire, il travaillait sur les propriétés du resvératrol, un polyphénol présent entre autres dans le vin. Il en avait vanté les effets protecteurs pour le cœur et contre le vieillissement dans des articles sur lesquels s'appuient aujourd'hui les industriels pour justifier les effets miraculeux du resvératrol. Mais, à la suite d'une dénonciation anonyme et après enquête, l'université a constaté que Dipak Das avait falsifié près de cent cinquante données publiées dans onze journaux scientifiques différents. Résultat, l'université a dû rembourser 890 000 dollars de subventions versées par le gouvernement fédéral pour les recherches. Dipak K. Das est décédé en 2013, avant même que l'affaire ne soit jugée.

« Les industriels, pointe *Que Choisir*, forcent le trait pour vanter les mérites de leurs produits, quitte à se faire rappeler à l'ordre. » Des condamnations qui arrivent rarement aux oreilles du public. Ainsi, en mars 2013, la justice suédoise a infligé à L'Oréal une amende pour publicité mensongère pour ses crèmes Liftactiv vendues par Vichy : « La justice a reproché au fabricant d'avoir continué de vanter la capacité de ses crèmes à réduire les rides du visage, pourcentages à l'appui, ou à redonner à la peau une capacité à se régénérer, sans une base scientifique suffisante[1]. » Même verdict en Grande-Bretagne, en 2012. La même année, l'Agence américaine du médicament, la Food and Drug Administration (FDA), ordonne à Lancôme de cesser de prétendre que ses cosmétiques ont la capacité de « modifier la structure ou des fonctions du corps humain », ce que seuls des médicaments peuvent faire. Et en France ? Rien ou pas grand-chose. La déontologie publicitaire se montre très clémente avec les géants de la beauté. Pour preuve, sur son site, Œnolia n'hésite pas à comparer les pépins de raisin à « un trésor antique remis au goût du jour ». Rien de moins. Quant aux phénylphénols, « ils incarnent de puissants antioxydants et antiradicalaires » qui « contribuent à régénérer les peaux fatiguées ou matures[2] ». De son côté, L'Oréal continue à étaler ses crèmes Liftactiv à longueur de pages dans les magazines féminins en vantant des « résultats

---

1. « Les affirmations litigieuses [...] concernaient six crèmes : Vichy Liftactive CXP, Vichy Liftactiv Retinol HA, L'Oréal Revitalift, Age Perfect et Garnier Ultra Lift. » *Le Monde*, 13 mars 2013. http://www.lemonde.fr/europe/article/2013/03/13/publicite-mensongere-l-oreal-risque-une-amende-de-120-000-euros-en-suede_1847386_3214.html
2. http://www.pierre-laforest.fr/blog/node/654

spectaculaires », sur la base d'études scientifiques. De toute évidence, Suédois et Français n'ont pas la même notion de la science.

En réalité, tacle encore *Que Choisir*, les exagérations les plus flagrantes quant aux effets des crèmes antirides ne viennent pas des fabricants mais des journalistes de la presse féminine, lesquelles célèbrent à cœur joie les vertus des produits miracles. C'est ainsi que, sous leur plume enthousiaste, le resvératrol devient « un super antioxydant doté de pouvoirs antivieillissement stupéfiants [qui] affole la cosmétique », ou encore « le dernier cru de la cosméto fait un bond avec des formules capables de réparer les dommages et de reprogrammer les cellules ». Les mêmes magazines – financés par les annonceurs – traitent rarement des allergies provoquées par les conservateurs ou les parfums et oublient de mentionner les risques liés aux produits qui les font tant chavirer de bonheur. Ainsi, souligne *Que Choisir*, « le resvératrol appartient à la classe des stilbènes, très toxiques sous certaines formes[1] ».

Du rêve à la révolution

Cocorico ! En matière de cosmétique, la France exerce un leadership que la terre entière lui envie. L'Oréal, fleuron de l'industrie française, caracole en tête des ventes mondiales. Globalement, tous continents confondus, le chiffre d'affaires annuel de la cosmétique tutoie les 450 milliards de dollars. Une dizaine de multinationales – L'Oréal, Beiersdorf, Procter & Gamble, Unilever – se partagent ce gâteau phénoménal grâce à une myriade de marques – Garnier, Lancôme, Kérastase, Clinique, Estée

1. *Que Choisir*, 26 juin 2014.

Lauder, Le Petit Marseillais, Nivea, Dove, etc. –, qu'elles contrôlent et qui couvrent l'ensemble des segments du marché. Belle réussite !

On ne reprochera pas à ces entreprises puissantes et prestigieuses de réaliser de fabuleux profits en vendant du rêve et de l'illusion, mais combien investissent-elles dans la recherche d'ingrédients sûrs pour la santé de leurs clients ? Mystère. Ni les entreprises ni les syndicats ne semblent avoir la réponse. Le secret semble aussi jalousement gardé que la formule secrète d'un parfum.

Christophe Masson, directeur de la recherche à Cosmetic Valley, un pôle de compétitivité unique au monde[1], ne le sait pas non plus. Il fait toutefois remarquer que la cosmétique est l'un des secteurs les plus réglementés en matière de sécurité. Il n'a pas tort. Mettre au point un cosmétique relève du parcours du combattant, tant les contraintes sont nombreuses. Christophe Masson note également ce point capital pour notre propos : « Les consommateurs ne veulent plus de conservateurs. » Ce changement de comportement majeur, intervenu ces dernières années, a mis les industriels sous pression, les obligeant à activer la recherche, sous peine de voir leurs ventes baisser du nez. Plusieurs équipes – en lien avec les universités – travaillent en ce sens. Et, d'ores et déjà, la technologie Airless est en train de révolutionner les habitudes de consommation. De quoi s'agit-il exactement ?

« C'est un système, explique Christophe Masson, qui permet d'éviter l'ouverture du contenant et donc tout contact avec l'environnement extérieur. Son intérêt est

1. Situé dans la région de Chartres, Cosmetic Valley regroupe une pléiade d'entreprises cosmétiques françaises qui ont décidé de mettre en commun leurs ressources – en matière de savoir-faire, de recherche et de formation –, afin de lutter contre la concurrence mondiale.

d'assurer une protection maximale contre les bactéries et les micro-organismes – virus, champignons, levures – et certains allergènes – pollens, spores, poussières. Ainsi, liquide ou pâteuse, quelle que soit la formulation, sa pureté et son efficacité restent entières jusqu'à sa dernière utilisation. » Fini ou presque, les allergènes. Le grand public ne s'y est pas trompé, qui l'a plébiscité. Tous les industriels prennent le train en marche. Il se produirait quelque cinq cents millions de pompes Airless chaque année en Europe, le taux de croissance annuel frise les 15 % et, à ce rythme, le marché doublerait purement et simplement d'ici à cinq ans.

Depuis la région d'Alès, Didier Lopez, cinquante ans, fondateur et directeur général du laboratoire CL Tech, observe cet engouement avec intérêt. Il le sait, son heure a sonné. À lui tout seul, petit poucet parmi les géants, il s'apprête à créer un big bang dans la galaxie cosmétique en proposant une formule qui supprime totalement les conservateurs dans les crèmes. « Notre idée de base était toute simple, explique-t-il, nous avons décidé de supprimer la raison pour laquelle nous mettons des conservateurs dans le produit. Nous avons supprimé l'activité bactériologique elle-même. » Une idée de fou ? Sans aucun doute. Les industriels ont toujours prétendu qu'on ne pouvait pas se passer des conservateurs. Peut-être parce qu'ils ne coûtent pas cher, quelques centimes d'euros, et qu'ils préfèrent consacrer leurs investissements en recherche et développement à l'amélioration des textures, de la sensorialité, des couleurs...

Didier Lopez et son équipe ont eu l'idée d'adapter aux cosmétiques le système de stérilisation UHT (Ultra Haute Température) utilisé dans l'agroalimentaire. « Ce procédé, qui consiste à élever la température au-dessus de 135 °C, nécessite un conditionnement en zone stérile, dans des flacons plastiques ne laissant pas l'air pénétrer. Il se conclut par la pose d'un bouchon antimicrobien. » Le principe physique étant public, il fallait mettre au point une technologie adaptée à la cosmétique. C'est le tour de force que CL Tech a réussi à réaliser. Ainsi, la crème stérilisée n'a pas d'activité bactériologique, ce qui supprime le risque allergique lié à la présence de conservateurs.

Aujourd'hui, la marque Dermatherm – dix-huit références sans conservateurs – représente la vitrine de la technologie CL Tech. Ce n'est qu'un début. Didier Lopez a signé des accords avec plusieurs groupes de dimension mondiale. Une fois cette technologie par certains fabricants adoptée, les autres seront bien obligés de suivre. Adieu donc, eczéma, boutons, rougeurs… Demain, Myriam pourra demander sans crainte : « Miroir, mon beau miroir, qui est la plus belle ? », et s'entendre répondre : « C'est toi. »

Espérons que ce conte de fées deviendra bientôt réalité pour tous les utilisateurs de cosmétiques. Les technologies permettant la suppression des conservateurs vont sans nul doute se développer. D'ores et déjà, au fur et à mesure des études et des constatations, la réglementation s'oriente vers des utilisations de plus en plus strictes. Pour preuve, la Commission européenne a promulgué, le 24 septembre 2014, de nouvelles restrictions dans l'utilisation des parabènes et des MIT. Les mélanges MIT/MCIT sont dorénavant interdits dans les produits sans rinçage. Les parabènes (butylparabene et propylparabène) sont interdits dans les produits pour le siège des bébés. Ces restrictions d'utilisation sont motivées par divers effets néfastes potentiels sur la santé, pas uniquement pour le risque allergique.

En attendant ces jours meilleurs, que faire quand on est confronté à une poussée aiguë d'eczéma, apparemment liée à l'utilisation d'un cosmétique ? Le premier réflexe judicieux consiste à supprimer le cosmétique en question et de traiter les lésions par de la cortisone locale, voire par des antihistaminiques en comprimés pendant quelques jours. Cependant, si le consommateur ne sait pas quel est ou quels sont les ingrédients qui ont provoqué sa réaction allergique, il est nécessaire de consulter un allergologue qui fera des tests dits « épicutanés », dont la lecture se fait quarante-huit et soixante-douze heures après la pose. Ces tests sont indolores et permettent de cibler les allergènes. Ensuite, le patient aura la « corvée » d'éplucher à la loupe les étiquettes des produits, seule garantie pour ne pas voir son allergie récidiver. En effet, le seul traitement de l'allergie de contact est la suppression définitive de l'allergène.

LES RECOS DES ALLERGOS

1. Supprimer l'appellation « hypoallergénique », qui, comme nous l'avons vu, ne signifie pas qu'il n'y a pas d'allergènes dans le cosmétique. Certains industriels l'utilisent de façon responsable, d'autres non. Or, aucune instance n'a la responsabilité de contrôler la véracité de leurs propos, ni la DGCCRF ni les autorités de santé.

2. Supprimer les principaux allergènes connus dans les cosmétiques, dans la mesure où l'on peut les remplacer par d'autres, non allergisants.

3. Promouvoir un étiquetage identique à celui des aliments indiquant la composition du produit et mentionnant en caractères gras les allergènes connus. À défaut, autre possibilité, une notice complémentaire qui indique : « Ce produit contient les allergènes suivants : … »

4. Soutenir les industriels qui développent des produits sans allergènes (ex : l'Arbre vert) ou des initiatives qui permettent la suppression des conservateurs (en précisant tout de même qu'il y a d'autres allergènes que les conservateurs).

5. Mieux informer le consommateur, afin qu'il se sente responsable de sa santé et fasse évoluer ses habitudes.

2

ET À LA CANTINE, ON FAIT COMMENT[1] ?

La gourmandise punit parfois sévèrement les petits garnements. Lors d'une fête organisée par ses parents, Antoine, six ans, se gave de gâteaux apéritif et avale pour la première fois cinq ou six noix de cajou. Dix minutes après, il se plaint de démangeaisons de la bouche, de la gorge, des yeux, il éternue, son nez coule, ses yeux deviennent rouges et larmoyants.

Ses parents lui administrent immédiatement un sirop anti-allergique qu'ils gardent à la maison, son frère aîné étant allergique au chat. Au bout de trente minutes, les symptômes s'estompent. Lors de la consultation chez l'allergologue, on vérifie ses antécédents sans retrouver d'allergie connue. On contrôle également les étiquettes des gâteaux apéritif consommés. Elles ne contiennent ni arachide ni fruit à coque. Seuls les tests cutanés et biologiques apportent une explication : Antoine présente une allergie isolée à la noix de cajou.

Les réactions à la noix de cajou demeurent assez rares mais sont néanmoins en augmentation : elles représentent 10 % des allergies aux fruits à coque,

1. Texte rédigé avec la collaboration du docteur Valérie Liabeuf, allergologue à Marseille, que nous remercions.

lesquelles totalisent 2,5 % des allergies alimentaires de l'enfant et un peu plus de 15 % de celles des adultes. Chez les petits, et quelles que soient les différences de culture et d'habitudes alimentaires, on retrouve à l'origine des allergies les mêmes produits ou ingrédients : les œufs, le lait, le poisson, les crustacés (surtout les crevettes) et l'arachide. Notons que la France se distingue par deux particularités. Une allergie à la noisette, du fait que nos chères têtes blondes se goinfrent de Nutella, alors que les petits Anglo-Saxons préfèrent le beurre de cacahuète. Et celle au kiwi, qui reste largement inexpliquée.

Un protocole

Antoine entre à l'école primaire. Dans son petit village, la cuisine est faite sur place. Un certificat, remis à la famille pour la cantine, indique cette allergie qui ne nécessite pas de précautions particulières, excepté de vérifier certaines sauces. Le risque est minime, la cuisinière n'utilisant aucune sauce industrielle.

Pourtant, la famille essuie un refus de la mairie. Pas question qu'Antoine mange à la cantine s'il n'a pas un panier-repas fourni par ses parents, ainsi qu'une trousse d'urgence. Après maintes discussions, la situation finit par s'arranger, l'allergologue s'étant entretenu avec le médecin scolaire. Antoine est accepté à la cantine, dans le cadre d'un protocole d'accueil individualisé (PAI). Pour rassurer le personnel, les parents fournissent une trousse contenant un antihistaminique.

Dans ce cas précis, la réaction allergique a été modérée, sans signe de gravité. La noix de cajou est un allergène très « reconnaissable », qui n'entre pas dans les menus des enfants, excepté sous forme masquée dans des sauces industrielles. Le panier-repas est donc, dans ces conditions, totalement injustifié.

Le protocole d'accueil individualisé mis en place après la circulaire interministérielle du 8 septembre 2003 permet « l'accueil en collectivité des enfants et des adolescents atteints de troubles de la santé évoluant sur une longue période ». Précisons qu'il ne concerne pas seulement les enfants allergiques, mais tous ceux qui nécessitent une prise en charge particulière, en raison de leur état de santé. Cela comprend les régimes alimentaires, les soins d'urgence, les traitements médicaux et les aménagements spécifiques. Sont concernés par cette circulaire les ministères de l'Éducation nationale et de l'Agriculture, ainsi que les collectivités territoriales qui ont en charge les cantines, les haltes-garderies, voire les colonies de vacances, camps, etc.

Les petits Européens passent environ huit heures par jour à l'école et 3 à 7 % d'entre eux présentent une allergie, souvent de type alimentaire. Dans la majorité des cas, le PAI permet la mise en place de protocoles adaptés en collaboration avec les administrations concernées. Cependant, la cantine n'étant pas un droit mais un service rendu par les mairies à la population, le PAI peut être refusé. La tuile pour les parents, car beaucoup d'entre eux ne peuvent assurer le repas du midi – emploi du temps, raisons financières, etc. Du coup, de crainte d'essuyer un refus, certains préfèrent ne pas déclarer les allergies de leur progéniture. Ce qui fait courir un risque à l'enfant, pas toujours en mesure de détecter le ou les aliments auxquels il est allergique.

Opérationnel

Il est de la responsabilité de l'allergologue d'inciter les parents à demander le PAI et d'assurer le relais avec les personnes concernées pour un accueil de l'enfant. Le protocole est élaboré par le directeur de la collectivité et le médecin de l'Éducation nationale à partir des données transmises par le médecin traitant, l'allergologue la plupart du temps. Les personnels des cantines sont obligatoirement avertis dans le cadre des allergies alimentaires.

Ce « protocole de soins » – diagnostic, signes d'appel visibles, régime alimentaire à suivre et, si besoin, contenu de la trousse d'urgence – doit être clair, synthétique, précis. Prescrit par le spécialiste, il est enseigné à l'enfant et aux parents, ainsi qu'à toutes les personnes impliquées dans la préparation des repas, le service, la surveillance des cantines, et est validé par le médecin scolaire. Un volet « Besoins spécifiques de l'enfant » précise les aménagements à adapter pour la sécurité de l'enfant, entre autres activités sportives, ateliers, restauration, temps périscolaire…

Un grand nombre de villes se sont adaptées à cette nouvelle donne. La municipalité de Marseille, par exemple, a mis en place un groupe de réflexion sur les PAI, qui a permis d'améliorer la prise en charge des enfants allergiques. Avec des répercussions positives. D'une part, et ce n'est pas rien, une acceptation de tous les enfants en crèche et en restauration scolaire dans cette ville. On note également de meilleures prestations alimentaires – repas avec éviction ciblée, plateau étiqueté selon l'allergène évité, valorisation gustative, amélioration du design des couverts jetables, acceptation de paniers-repas… Ainsi qu'une actualisation des connaissances et recueil des besoins : réunions annuelles entre médecins scolaires, médecins de PMI, médecins allergologues et mise en place d'un groupe de réflexion sur les PAI en région.

Une initiative à suivre, donc. Le partage des expériences entre municipalités permettrait certainement une harmonisation des pratiques. Il serait en effet souhaitable que toutes les grandes villes se dotent d'un groupe de travail associant l'Éducation nationale, les mairies, les médecins scolaires et les allergologues. Cela semble plus compliqué pour ce qui est des villages ou des petites agglomérations dans lesquels on ne trouve pas d'allergologue à proximité.

Mais des soucis

Ce satisfecit masque néanmoins des zones d'ombre. L'histoire tragique d'un petit garçon de neuf ans décédé fin novembre 2014, dans un collège de l'Ain, a mis en lumière les « trous » dans le système. L'enfant, allergique à une protéine de lait, disposait d'un régime spécifique préparé par la cantine. Pourtant, en sortant du réfectoire, rapporte le journal *Le Parisien*, « le garçon qui avait des antécédents asthmatiques s'est plaint de ne pas se sentir bien ». Il a alors été emmené dans une salle de classe, où « le personnel de l'école lui a administré plusieurs bouffées d'un bronchodilatateur contenu dans un kit de soin de l'enfant ». Hélas, sans résultat. L'enfant, devenu tout bleu, ne respirait plus. Le personnel de l'école lui a alors « fait du bouche-à-bouche, ainsi qu'une injection d'adrénaline pour le réanimer[1] ». En vain. L'intervention des

1. « Ain, un enfant de neuf ans décède après un repas à la cantine », *Le Parisien*, 27 novembre 2014.

pompiers n'a rien changé. Selon le médecin urgentiste qui l'a pris en charge, « l'enfant a été victime d'une crise d'asthme aiguë, due à un choc anaphylactique » – réaction allergique exacerbée. Il semble que l'enfant était non seulement allergique au lait mais aussi à d'autres aliments.

L'éruption peut surgir dans le quotidien avec une extrême violence. L'enfant avale une cacahuète et, dix à quinze minutes plus tard, une heure parfois, il fait une urticaire, parfois même un œdème. Signes typiques d'une allergie alimentaire : le petit se gratte la paume des mains, la plante des pieds et le cuir chevelu. Quelquefois, la réaction est encore plus violente, avec vomissements ou crise d'asthme, voire, dans les cas graves, un choc anaphylactique avec chute de tension ou, pis, un arrêt cardiaque.

Les cas mortels à la cantine demeurent fort heureusement rarissimes. Un seul précédent, selon l'AFP qui a fait une recherche dans ses archives. Celui d'un garçon de neuf ans, allergique au fromage de brebis, décédé en 2007, dans les Bouches-du-Rhône, après en avoir mangé au cours de son repas. L'enfant, qui faisait l'objet d'un PAI, a succombé à un œdème de Quincke et ce, malgré l'administration des médicaments adéquats par le directeur de l'école et l'intervention des pompiers. Il faut savoir que l'injection immédiate d'adrénaline est le geste qui sauve et n'est pas dangereuse, même si elle est faite pour rien. Mais, hélas, on ne rattrape pas tous les chocs et tous les asthmes aigus graves, même avec le bon traitement, car parfois rien n'y fait.

De tels drames font craindre le pire au personnel des cantines et aux enseignants, confrontés à des situations qui dépassent leurs compétences. Alors qu'il n'a aucune formation médicale, ou aux premiers secours, on leur demande de diagnostiquer des signes d'allergie ou une crise d'asthme et de prendre la responsabilité de donner des traitements, en particulier les injections d'adrénaline, qui les paniquent. « Posez-vous la question de notre angoisse », a réagi une responsable de cuisine alors que le personnel de cuisine était mis en cause par un internaute dans la mort du premier petit garçon et alors même que les conclusions de l'enquête n'étaient pas connues. Car « il n'y a pas qu'un allergique au lait, il y a les œufs, les fruits à coques, le gluten, etc. » Sans compter qu'il faut aussi « des repas spécifiques aux enfants qui ne mangent pas de porc, ceux qui mangent halal ». Une manière de souligner que le personnel, souvent en sous-effectif, ne sait pas où donner de la tête.

Résultat, ces carences en formation peuvent entraîner des conséquences dommageables pour l'enfant et conduire à des comportements excessifs. Comme rassembler tous les petits allergiques à la même table, ou pis, faire manger le seul enfant allergique isolé à une table. On a même vu des écoles où le « banni » devait manger à l'infirmerie. Cela peut se comprendre, eu égard à la responsabilité qui incombe aux personnels.

D'autres difficultés surgissent du côté des médecins scolaires. Peu nombreux, mille deux cents pour douze millions d'élèves, ils sont dispatchés sur plusieurs établissements, pas obligatoirement formés à l'allergologie, et le nombre de PAI de toutes sortes augmentant d'année en année, ils se voient complètement débordés, surtout lors de la bousculade de la rentrée.

En revanche, ils peuvent s'appuyer sur les conclusions et recommandations de l'allergologue pour l'aménagement spécifique de l'élève. Pour améliorer cette situation, il faudrait plus de médecins scolaires, que les parents anticipent les rendez-vous en fin d'année scolaire, et surtout qu'il y ait une simplification des protocoles et une harmonisation nationale.

Enfin, les maires ne sont pas tous ouverts à cette intégration des enfants allergiques. On a vu récemment une préfecture de Picardie refuser des enfants à la cantine, du fait que leur trousse contenait de l'adrénaline.

Dans certaines écoles de villages, le personnel prépare les repas et fait preuve d'une bonne volonté et d'une responsabilité exemplaires, mais cela reste du bon vouloir de chaque établissement. Si la restauration est assurée par une entreprise extérieure, il est très difficile d'obtenir des repas garantis sans allergènes. L'enfant n'a alors pas d'autre choix que celui d'un panier-repas fourni par la famille, indispensable également en cas d'allergies multiples ou très sévères. Ce qui, on l'a vu, n'est jamais simple pour les parents et peut parfois même être refusé par l'école.

« Mon fils de trois ans et demi fait une allergie à l'arachide, raconte cette mère de famille. Mais l'école privée n'accepte pas que j'apporte des plats que j'ai préparés. » Elle lui propose des plats sous vide concoctés par la société Natâma, qui coûtent plus de 10 euros et « ne sont pas très appétissants ». Pour l'instant, faute de solutions, l'enfant continue de manger à la cantine. Chaque jour, sa maman doit vérifier le menu mais, explique-t-elle, « sur le long terme ce n'est pas gérable[1] ». Quelle solution ?

La cantine étant gérée par les mairies et non l'Éducation nationale, le maire de la commune peut refuser l'élève à la cantine. Dans la pratique, c'est souvent le directeur d'établissement qui décide *in fine*, en fonction des informations données par l'allergologue. Selon le type d'allergies, plusieurs possibilités sont offertes. Dans certains cas, une éviction totale et très stricte est

1. Témoignage provenant de l'Association française pour la prévention des allergies (AFPRAL).

nécessaire. Parfois, des traces d'allergènes peuvent être tolérées. En somme, il faut essayer d'évaluer le risque pour chaque enfant en fonction de toutes ces données. Cependant, pour des raisons de protection compréhensibles, certains établissements refusent systématiquement les enfants qui ont de l'adrénaline, car ils les estiment à risque.

De l'huile dans les rouages

On l'a vu, les cantines respectent les évictions en lien avec la pratique religieuse des enfants. Il n'est donc pas impossible d'en faire autant pour une allergie alimentaire, d'autant que, pour chaque établissement, le nombre d'enfants concernés n'est pas très important. Pourquoi ne serait-il pas rendu obligatoire d'accepter les enfants allergiques, à condition que soient respectées les mesures de sécurité et que le personnel soit formé ? Notons qu'actuellement la formation du personnel, en dehors de leurs heures de travail, relève de la bonne volonté de chacun et demande une participation bénévole des allergologues.

Par mesure de sécurité, chaque enfant concerné dispose d'une trousse d'urgence avec ses médicaments à la cantine, à la garderie, dans la classe… Médicaments qui, heureusement, ne servent quasiment jamais et sont toujours les mêmes. Là encore, pourquoi n'y aurait-il pas, au moins en ce qui concerne l'adrénaline, deux kits de seringues, par exemple, pour tous les enfants allergiques d'une même école, accessibles à tout le personnel ?

Sur le fond, on retrouve, à tous les niveaux, une demande d'éducation thérapeutique ainsi qu'un apprentissage de gestes techniques, face à des signes médicaux peu familiers. De même, il faut tendre vers une homogénéisation des protocoles, établie selon des consignes nationales. Enfin, une meilleure concertation entre les prescripteurs et les acteurs de terrain, doublée d'une adaptation aux particularités de l'enfant sans stigmatisation, mettrait sans aucun doute de l'huile dans les rouages.

Les allergologues sont à l'origine d'un film montrant les principales situations d'urgence et les gestes à faire. Réalisé à l'initiative de l'ANAICE[1] par des élèves d'une école de cinéma, joué par des enfants, des personnels scolaires et de vrais allergologues, il pourrait contribuer à la formation du personnel et peut-être sauver des vies. Hélas, l'Éducation nationale n'a jamais accepté de le diffuser dans les écoles.

Pour terminer sur une note optimiste, soulignons l'initiative modèle du musée Auto Moto Vélo de Châtellerault, qui propose aux jeunes enfants de fêter leur anniversaire dans leur établissement. Au menu, chasse au trésor parmi les véhicules anciens, jeux, goûter, animations… encadrés par une animatrice qualifiée. Au moment de la réservation, le musée remet une fiche questionnant les parents sur l'existence ou non d'allergie(s) chez l'enfant, le type – alimentaire, médicamenteuse, respiratoire, etc. –, les causes et la conduite à tenir. On demande également les coordonnées de la personne à prévenir en cas d'urgence, ainsi que le nom du médecin traitant de l'enfant. Le musée Auto montre la route à suivre.

1. À l'époque, un des deux syndicats d'allergologues.

LES RECOS DES ALLERGOS

1. Un seul et unique modèle de PAI pour toutes les écoles de France, qui ne dépasse pas deux feuilles, au lieu des cinq à six pages actuelles ! Contenant les renseignements indispensables mais pas davantage. Afin d'harmoniser les procédures, les allergologues prendront prochainement une initiative vers l'Association des maires de France.

2. Des kits d'adrénaline et de Ventoline dans chaque école, facilement accessibles. Un kit dans un endroit central de l'établissement, un autre à la cantine et un autre encore dans les salles de sport. Choix préférable à quinze trousses qui ne servent à rien.

3. Exiger que les personnels, au moins ceux de la cantine, et les professeurs d'EPS (pour l'asthme d'effort) soient formés chaque année à reconnaître les symptômes (films ou photos à l'appui), à maîtriser les gestes d'urgence (les secouristes volontaires le font bien, sans être du milieu médical). Deux heures suffiraient, ce qui est réalisable alors que la santé de nos enfants est en jeu.

3

POLLENS : DES JARDINS QUI FONT TOUSSER

Tous aux abris, voilà les pollens. Chaque année ou presque, à la belle saison, c'est le même refrain. On éternue en rafales, on pleure, la gorge démange, les yeux piquent... la fête printanière est gâchée par ces maudits pollens transportés par le vent, le vent mauvais. En général, on n'en fait pas une maladie mais parfois, oui.

Le fameux rhume des foins – rhinite allergique, en langage médical – affecte environ 30 % des Français de plus de quinze ans, selon le dernier rapport de l'Agence nationale de sécurité sanitaire, de l'alimentation, de l'environnement et du travail (ANSES)[1]. Les enfants ne sont pas épargnés. Toujours selon l'ANSES, les pollinoses – troubles provoqués par les pollens – touchent 7 % des six-sept ans, et près de 20 % des neuf-quatorze ans. Au total, ce sont donc plusieurs millions de personnes – petits et grands – qui éternuent, dorment mal, dont les activités scolaires ou professionnelles sont perturbées par les pollens. Paradoxe, les pollinoses sont plus fréquentes dans les villes, là où plantes et pollens sont pourtant plus rares.

1. État des connaissances sur l'impact sanitaire lié à l'exposition de la population générale aux pollens présents dans l'air ambiant. Avis de l'ANSES, rapport d'expertise collective, janvier 2014.

Nuées de pollens

En cause, les nuées de pollens qui voltigent et finissent par irriter les narines des habitants. Michel Thidaudon, pharmacien passé par l'Institut Pasteur, actuel directeur du Réseau national de surveillance aérobiologique (RNSA), l'une des pointures européennes en matière de pollinisation, constate que « sur une vingtaine d'années, entre 1987 et 2008, la quantité de pollens présents dans l'air des villes n'a cessé d'augmenter ».

Grâce à des capteurs installés sur les toits de près de quatre-vingts villes, le RNSA surveille la qualité de l'air dans l'Hexagone. Chaque semaine, l'association diffuse sur son site un bulletin d'informations contenant un risque prévisionnel – appelé « Risque allergique lié à l'exposition (RAEP) » – aux pollens allant de 0 (nul) à 3 (élevé) pour le grand public, et de 0 à 5 pour le corps médical et les autorités de santé[1].

Deuxième constat : le nombre de jours présentant un risque allergique élevé s'est également accru du fait de l'allongement des périodes de pollinisation, passant de dix à vingt jours en plus au total sur les vingt dernières années. Beaucoup, autrefois allergiques pendant quelques jours seulement, se plaignent aujourd'hui de « rallonge » avec risque d'aggravation. Romain, vingt-trois ans, souffre depuis l'âge de dix-sept ans d'une rhinite au printemps. Peu gênante les deux premières années – elle ne le perturbait que trois ou quatre semaines –, sa durée s'est accentuée au fil du temps jusqu'à envahir son quotidien. Après six années d'évolution de sa rhinite jugée « modérée à sévère », les spécialistes ont pronostiqué un risque important d'évolution vers de l'asthme.

1. http://www.pollens.fr

Le bon sens commande donc de limiter les pollens qui flottent dans l'air des villes. Comment ? Par exemple, en évitant de planter des arbres allergisants en remplacement des arbres morts ou malades et en favorisant ceux qui le sont peu ou pas du tout. Une mesure que les allergologues réclament depuis bientôt vingt ans.

Pour aider les collectivités locales dans cette tâche, le RNSA a établi une liste d'arbres à éviter lorsqu'on renouvelle le parc d'espaces verts. Bouleaux, platanes, peupliers, cyprès, noisetiers... figurent parmi les proscrits[1]. Reste que ce qui paraît simple sur le papier l'est moins dans la pratique. En raison, notamment, du cloisonnement des services dans les municipalités. Chacun tirant la couverture à soi. Étienne Bertrand, paysagiste en chef à la Ferme de Gally[2], en fait chaque jour ou presque l'expérience kafkaïenne. « Le service d'urbanisme vous impose un choix, explique-t-il, celui de l'environnement et celui des espaces verts un autre choix. Ce ne sont pas forcément les mêmes. On se retrouve au milieu d'un méli-mélo. C'est à devenir dingue. On perd un temps fou à régler des problèmes de ce genre. »

Pour remporter des marchés, les paysagistes se voient parfois obligés d'appliquer des décisions stupides et surtout nuisibles pour la santé publique. « Depuis une dizaine d'années, raconte encore Étienne Bertrand, c'est la mode des graminées. Les villes en mettent partout. Le problème, c'est qu'elles sont hautement allergènes. » Même phénomène avec des arbres plantés massivement un peu partout sur le territoire. Le cyprès ou l'olivier dans le sud, par exemple.

1. http://www.vegetation-en-ville.org
2. http://www.gally.com

Parmi ses coups de griffe, Étienne Bertrand n'épargne personne. Pas même ceux de sa paroisse ou supposés tels. Architectes et paysagistes – cantonnés dans des guerres de tranchées, ignorant pour la plupart l'impact de leurs décisions sur la santé publique – en prennent pour leur grade. « D'un côté, dénonce Étienne Bertrand, il y a ceux pour qui la qualité esthétique du site est primordiale, peu importe le prix à payer pour la santé [...]. » À Lyon, neuf cents bouleaux, l'un des arbres les plus allergisants qui soit – achetés en Finlande et donc payés trois ou quatre fois plus cher qu'un bouleau acheté en France –, ont été plantés dans le jardin d'Erevan, inauguré en 2011, dans le quartier de la Confluence. Esthétiquement, cela a une certaine allure mais côté santé – même s'ils sont supposés être moins allergisants que les bouleaux français – « on commence à s'en mordre les doigts car on a déjà dépassé le seuil de sensibilité », confie sous le manteau cet autre paysagiste lyonnais. Autre exemple, celui du Centre Pompidou à Metz, ouvert en mai 2010, où sont plantés d'innombrables bouleaux. « De l'autre côté, poursuit Étienne Bertrand, et à l'inverse, il y a les écolos qui ont pour credo : "La nature est bonne, on ne la touche pas." » Un dogme qui ne souffre aucune contestation. Sous peine d'excommunication.

Angélisme et pollution

Intégristes, les écolos ? Étienne Bertrand rejoint là une critique acerbe formulée par Michel Thibaudon, pour qui « les écolos se préoccupent de la santé des arbres mais pas de celle des humains ». Tous deux – et ils ne sont pas les seuls – observent que « la marotte des écolos, c'est la biodiversité. Très bien, on ne peut qu'applaudir des deux mains». La diversité biologique consiste à protéger la faune et la flore, à favoriser le développement des espèces animales et végétales locales. Fabienne Giboudeaux, adjointe au maire de Paris et chargée des espaces verts sous la mandature de Bertrand Delanoë, en a chanté les louanges dans le *Livre blanc de la biodiversité à Paris*[1]. «La faune et la flore sont riches, écrit-elle, plus de deux mille neuf cents espèces sauvages, souvent ordinaires (moineaux, herbes folles, arbres d'alignement...), parfois plus étonnantes (goéland argenté, faucon crécelle, orchidée, renoncule à petites fleurs).»

Protéger les espèces animales, mélanger la végétation..., personne ne conteste les bienfaits de la biodiversité. «Le hic, reprend Michel Thibaudon, c'est que les paramètres santé ne sont pas pris en compte dans cette affaire.» Les écolos, en bons disciples de Rousseau, vouent un culte à la nature. Pour eux, la nature est bonne en soi, donc allons-y allègrement, semons des herbes, plantons des arbres allergisants ou non, ne coupons pas les haies, laissons faire dame Nature...

Une bonne indication de cet angélisme nous est donnée dans *Le Livre blanc*, véritable évangile de la politique parisienne en matière d'espaces verts. Le mot *biodiversité* y est scandé à chaque ligne ou presque, comme un mantra. En revanche, aucune trace des mots *pollens*, *allergies*, *graminées*. Pour les écolos, les pollens «c'est naturel». Et tout ce qui est naturel est bienfaisant.

Pour en savoir plus, nous avons demandé à Mme Régine Engström, directrice de la Direction des espaces verts et de l'environnement (DEVE), de nous indiquer les moyens mis en œuvre par la Ville de Paris

1. Octobre 2010.

pour lutter contre la pollinisation. Après de multiples atermoiements, la DEVE a fini par nous répondre dans un mail anonyme transmis par le service de presse. La lutte contre les pollinoses, écrit la DEVE, ne peut se faire que « de manière indirecte en prenant en compte plusieurs facteurs que sont la biodiversité, la qualité de l'air et le changement climatique ».

Nous reviendrons plus loin sur les deux derniers aspects, le point central pour notre débat étant cette lutte « indirecte ». Pour Michel Thibaudon, ce genre d'affirmation n'est ni plus ni moins que « de la com', du boniment ». Car « en aucun cas, la biodiversité ne peut empêcher les allergies aux pollens ». La DEVE explique « diversifier les essences d'arbres plantées – plus de cent soixante essences sont utilisées – car une allergie est déclenchée lorsqu'un seuil de grains de pollen est atteint ». « Limiter les quantités de pollens, c'est une chose, rétorque Michel Thibaudon, mais le mieux est encore de ne pas planter d'arbres allergisants, car si vous le faites, vous provoquerez inévitablement des allergies. »

Chaque année, deux mille quatre cents arbres nouveaux sont plantés sur la ville de Paris. Combien sont peu ou non allergisants ? La DEVE ne répond pas à cette question[1]. Peut-être est-elle gênée aux entournures. Car, par ailleurs, elle interdit « la plantation de certaines espèces – les arbres dont le pollen est potentiellement allergisant – sur les sites sensibles tels que les écoles et

1. Le 22 octobre 2014, nous avons posé à Mme Régine Engström, directrice de la DEVE, les questions suivantes : Quels sont les moyens mis en œuvre par la Ville de Paris pour lutter contre les pollinoses ? Sur les deux mille quatre cents arbres plantés chaque année par la Ville de Paris, combien sont peu ou non allergisants et lesquels ? Même chose pour les graminées ?

les crèches». Une forme d'aveu. Mais que se passe-t-il à cinq cents mètres des écoles ou des crèches quand on sait que les pollens se dispersent sur plusieurs centaines de kilomètres? Il est donc possible de limiter les pollens par une lutte… «directe». Laquelle éviterait sans doute de nombreuses rhinites allergiques, à Paris ou ailleurs. Àcondition de mettre le dogme écolo dans sa poche et son mouchoir par-dessus.

Graminées des villes, graminées des champs

La DEVE n'a pas répondu non plus à la question portant sur les graminées. Il en existe plusieurs sortes, celles des villes – qui ne se fauchent pas – et celles des champs – qui se coupent. Dans les villes, les graminées d'ornement sont choisies bien souvent sur des critères esthétiques ou économiques, hélas sans tenir compte des critères sanitaires. En réalité, ces herbes folles que les municipalités sèment un peu partout possèdent un potentiel allergisant très élevé – davantage encore que les arbres, cinquante grains de pollens contre dix en moyenne – et jouent donc un rôle majeur dans l'apparition des allergies des citadins. Et ce, d'autant que leur pollinisation s'étale sur plusieurs mois, d'avril à août.

La plupart du temps, les graminées plantées appartiennent aux espèces les plus allergisantes, alors qu'il en existe qui le sont très peu – ce qui limiterait les risques. On conseille d'ailleurs de choisir des variétés qui ne produisent pas beaucoup de fleurs ou qui ne fleurissent pas souvent, comme la fétuque bleue, ou l'*Hakonechloa macra «Alboaurea»*, qui est une graminée japonaise.

Quant aux graminées des campagnes qu'on trouve sur les chemins ou les routes, il n'y a pas si longtemps encore on les fauchait quatre à cinq fois par an, alors qu'aujourd'hui ce qu'on appelle le « fauchage raisonné » ne se fait plus que deux fois l'an. Cela au nom de la biodiversité.

Pour les écolos, les couper équivaut à blasphémer. Pour Michel Thibaudon, au contraire, les laisser pousser est une hérésie. Pour la simple et bonne raison, explique-t-il, que « si vous ne coupez pas les herbes, cela revient à renforcer cette pression des allergènes naturels. Certains d'entre eux, très volatils, possèdent une productivité gigantesque ». Le même raisonnement s'applique aux parcs et jardins.

Afin de favoriser le développement durable et la préservation de l'environnement, les allergologues se heurtent souvent à des aberrations. Par exemple, attendre que la plante atteigne 1,40 m avant de la faucher ; ne pas couper trop précocement ni trop souvent ou d'abord dans la bande de sécurité, le reste de l'accotement étant taillé après la fin de l'été, afin de respecter le cycle de reproduction et de développement de la faune et de la flore ; interdiction de débroussailler les talus entre le début du printemps et la fin du mois d'août, etc. Autant d'options qui favorisent l'émission de grandes quantités de pollens très allergisants.

Tandem pollens-pollution

Autre hérésie, « à Paris, dégaine encore Michel Thibaudon, dans certaines allées, on trouve des graminées sur cinq cents mètres et, de l'autre côté, des pots d'échappement ». Un cocktail explosif pour les muqueuses, le tandem polluants chimiques-pollens étant particulièrement virulent en ville. Dans son rapport, l'ANSES indique que certains polluants chimiques peuvent influer sur les pollinoses. Les polluants atmosphériques tendent en effet à accentuer l'irritation des muqueuses nasales ou oculaires et à abaisser le seuil de réactivité allergique. « L'ozone, par exemple, altère les muqueuses respiratoires et augmente leur perméabilité. Ce qui engendre une réaction allergique à des concentrations de pollen plus faible », explique Valérie Pernelet-Joly, responsable à l'ANSES de l'unité d'évaluation des risques liés à l'air, qui a mené cette expertise.

L'ANSES constate également que les polluants atmosphériques peuvent aussi agir sur les grains de pollens et en démultiplier le potentiel allergisant. En effet, la pollution atmosphérique aggrave la toxicité des grains de pollen en fragilisant leur surface et en permettant plus facilement la sortie des allergènes. D'autre part, les pollens libérés dans l'air ont la capacité de se fixer sur les fines particules de diesel, notamment les jours de forte pollution. Ces particules fines transportent les grains de pollen les plus petits et favorisent leur pénétration dans les voies bronchiques les plus profondes, provoquant alors des crises d'asthme.

Autre facteur, difficilement maîtrisable au niveau local mais susceptible d'accroître la production de pollens : le changement climatique. La date de début de pollinisation de nombreuses espèces végétales tend à devenir plus précoce, avec pour conséquence un allongement de la durée de la pollinisation en moyenne d'une quinzaine de jours. Sans compter que l'élévation des températures pourrait rendre le pollen plus allergisant. Des études ont ainsi montré que la quantité d'allergènes dans le pollen de bouleau augmentait avec la température.

Néanmoins, les acteurs le reconnaissent – grâce notamment au Grenelle de l'environnement et au IIe plan de santé environnement –, les choses bougent petit à petit. Les municipalités se montrent de plus en plus sensibles aux bienfaits du végétal. « Un frémissement se fait sentir », concède Michel Thibaudon qui regrette cependant que les chartes de l'Arbre qui croissent un peu partout dans l'Hexagone ne prennent guère en compte les problèmes de santé publique.

La biodiversité, dès lors qu'elle n'est pas érigée en dogme, a des vertus. À Bordeaux, par exemple, Christophe Dangles, responsable de la gestion de l'Arbre urbain, explique qu'il joue sur les deux tableaux. L'ensemble du parc comprend 46 000 arbres. Depuis dix ans, près de 14 000 arbres ont été plantés. « Notre politique consiste à arrêter la plantation des espèces les plus allergisantes, explique-t-il. Néanmoins, en mélangeant les espèces, on a davantage de chance d'éviter les allergies. » Priorité est donnée aux espèces indigènes mais – contrairement à d'autres municipalités, et c'est là aussi toute la différence – on n'en fait pas une religion. « Mélias, magnolias, zelcovas... on n'hésite pas, à partir de données scientifiques, à planter également des espèces exotiques », précise encore M. Dangles. Difficile de savoir ce qu'il en est exactement à Paris – l'opacité, on l'a vu, règne sur le sujet – mais d'autres grandes villes, comme Toulouse, Lyon, Nantes, semblent être sur la même longueur d'onde.

Sentinelles

En attendant des jours meilleurs et pour se prémunir contre les allergies aux pollens, les citadins du grand Ouest – Nantes, Laval, Angers, Vannes... – peuvent se tourner vers les pollinariums sentinelles. Des jardins composés d'espèces allergisantes rassemblées selon une méthode scientifique et dont la pollinisation est surveillée quotidiennement. Les observations recueillies permettent aux médecins et aux personnes allergiques aux pollens d'avoir connaissance de la pollinisation dès l'apparition des premiers grains de pollens dans l'air. Les informations, relayées en temps réel sur le site de la ville, sont consultables par tous.

À l'origine de cette initiative lancée en 2003, Claude Figureau, botaniste, ancien directeur du jardin botanique de Nantes. Depuis, la graine a germé, et d'autres villes créent leur pollinier sur le modèle de celui de Nantes, qui comprend vingt et une espèces locales dont treize herbacées et huit ligneuses (arbres nanifiés). L'observation quotidienne de la libération des pollens permet de déterminer le tout début de la pollinisation pour chaque espèce.

Chaque pollinarium comprend un médecin allergologue référent, autour duquel s'agrègent des médecins généralistes. Tout est parti d'un constat assez simple. D'un côté, les allergologues ont observé que les symptômes de rhinites ou conjonctivites habituellement anodins évoluaient vers des formes plus graves de type asthme. De l'autre, des études scientifiques ont démontré l'intérêt de traiter précocement cette pathologie, en particulier pour limiter l'étendue des expressions asthmatiques.

Encore récemment, seul le Réseau national de surveillance aérobiologique (RNSA) surveillait les périodes de pollinisation, grâce aux capteurs placés en hauteur dans la ville. Il en informait ensuite les médecins afin d'adapter les soins. Cependant, le délai de traitement des informations récoltées provoquait un décalage d'une semaine, alors qu'il était primordial pour les spécialistes de santé d'obtenir des informations en temps réel afin d'anticiper les crises chez les malades. Les pollinariums apparaissent donc comme des outils complémentaires. Récemment, la mairie de Tarbes s'est dotée d'un tel jardin extraordinaire. À l'échelle de la ville, dix à vingt mille personnes allergiques pourraient en tirer profit. Une avancée considérable.

L'ambroisie, catastrophe sanitaire

Quittons l'enfer pollué des villes pour l'air pur de la campagne. Enfin, on respire. Hélas, pas pour longtemps. D'autres sujets de préoccupation apparaissent en région, avec la prolifération des plantes invasives. Ainsi, la vallée du Rhône est particulièrement touchée par les dégâts sanitaires causés par l'ambroisie – une herbe venue d'Amérique du Nord, au milieu du XIXe siècle –, qui phagocyte les champs en jachère et les terrains vagues. À l'instar de la plupart des plantes invasives, l'ambroisie a la capacité de produire des quantités de graines phénoménales au fort pouvoir allergisant. Environ 15 % de la population est affectée, soit plusieurs centaines de milliers de personnes dans la région Rhône-Alpes. L'Observatoire régional de la santé a observé une augmentation de plus de 70 % des personnes allergiques à l'ambroisie entre 2008 et 2011.

La mauvaise herbe, qui gagne huit cents hectares de plus chaque année, infeste au total quarante mille hectares sur le territoire. Elle peut provoquer des manifestations allergiques violentes – crises d'asthme sévères, par exemple – qui conduisent parfois aux urgences, et globalement coûtent plusieurs millions d'euros par an de frais de santé à la collectivité. Autres dommages collatéraux : certaines personnes vont jusqu'à quitter la région lors des pics de pollens d'ambroisie, d'où des conséquences personnelles, professionnelles et économiques importantes.

Le docteur Chantal Deschamps, allergologue, aujourd'hui à la retraite mais toujours verte et combative, fut sans doute la première à tirer la sonnette d'alarme. « À la fin des années 1970, raconte-t-elle, je voyais en consultation environ six cents malades par an qui se plaignaient de rhume des foins, non pas en mai ou juin comme d'habitude, mais au mois d'août ou septembre. » À l'époque, personne ne comprend d'où vient le problème. Certains patients se retrouvent aux urgences. « On ne savait pas ce qu'ils avaient. On leur donnait des antibiotiques mais ça ne marchait pas. » Installée à Saint-Priest, Chantal Deschamps fait alors le lien avec l'ambroisie, cette herbe qui prolifère partout dans les champs alentour, sur les voies de chemin de fer, le long des routes et des autoroutes. Elle se met alors à traiter avec des antihistaminiques et des gouttes pour les yeux et le nez. À la cortisone, si ça ne marche pas. Désensibilisation si nécessaire, parce que « pour les plus atteints, être malade pendant deux mois c'est long et douloureux ». Dès lors, son cabinet ne désemplit plus.

Nul n'est prophète en son pays. Chantal Deschamps va en faire l'amère expérience. Au début des années 1980, elle prend son bâton de pèlerin pour alerter les pouvoirs publics sur ce fléau qui ravage la région. L'ambroisie prolifère comme le chiendent, dans l'indifférence générale. Peine perdue. « Dans les ministères, on m'a prise pour une hurluberlue. » Mais il en faut plus pour l'arrêter. En 1982, elle crée l'Association française d'études des ambroisies (AFEDA[1]). La route est longue. Elle devra attendre 1994 pour récolter les premiers fruits de son long combat.

1. http://afeda.assoc.pagespro-orange.fr/afeda.htm

Pionnière, la commune de Saint-Priest, publie un arrêté qui oblige tous les propriétaires « à nettoyer et entretenir les espaces où pousse l'ambroisie ». En 2000, c'est au tour de la préfecture du Rhône d'imposer également son éradication. Ce qui n'empêche pas l'ambroisie de continuer doucement mais sûrement sa prolifération.

Depuis, les colloques se multiplient sur le sujet devenu un enjeu national et européen rejoignant en cela les préoccupations posées par les autres plantes invasives – datura, jussie, renouée du Japon, etc. –, dont le coût de gestion est estimé à 12 milliards d'euros par an, à l'échelle du continent. À titre d'exemple, le coût de l'arrachage de la jussie s'élève à 360 000 euros par an pour les seuls Pays de la Loire. Celui de la renouée du Japon, si on la laissait envahir l'ensemble du Royaume-Uni, serait de 1,8 milliard d'euros !

Les agriculteurs en première ligne

Les agriculteurs sont ainsi touchés par la prolifération de l'ambroisie, qui se développe dans les grandes cultures, notamment celles de printemps. Cette invasion à l'origine de baisses de rendement peut entraîner une chute importante de leur chiffre d'affaires. Les pertes de production potentielles des agriculteurs de la région Rhône-Alpes ont été évaluées à plusieurs millions d'euros.

En France, il existe actuellement – à travers l'article L.411-3 du code de l'environnement – un cadre juridique concernant les espèces envahissantes, mais il reste insuffisant. C'est pourquoi le comité parlementaire de suivi du risque ambroisie et autres plantes invasives prépare une nouvelle proposition de loi pour déclarer ces plantes « nuisibles ».

Attendue depuis de nombreuses années, une proposition de loi visant à organiser la lutte contre cette plante très allergisante était à l'ordre du jour de l'Assemblée nationale, le 5 décembre 2013. Alors qu'il permettait de fixer un cadre juridique national pour la lutte contre l'ambroisie, applicable dès la saison 2014, ce texte n'a pas été adopté au motif qu'il fallait étendre la lutte à d'autres plantes invasives, le gouvernement s'engageant alors à œuvrer dans ce sens très rapidement.

En mai 2014, une question écrite[1] proposée par l'association Stop Ambroisie à cinquante-huit députés était adressée à Mme Marisol Touraine, ministre des Affaires sociales, de la Santé et des Droits de la femme. Le 28 octobre 2014, l'un de ces élus, M. Georges Fenech, député du Rhône, pressait la ministre de prendre des mesures urgentes pour prévenir les allergies liées à l'ambroisie. « Cette plante invasive et allergisante s'étend sur le territoire et touche désormais quatre-vingt-sept départements », précisait M. Fenech. La lutte contre l'ambroisie ayant été inscrite entre-temps dans le IIe plan national santé environnement (PNSE) au titre de la prévention des allergies, il l'interrogea sur les mesures mises en œuvre par le gouvernement. « Tous les acteurs, a-t-il martelé, ont besoin de soutien technique pour lutter contre la plante, notamment les agriculteurs, puisque le pollen d'ambroisie est originaire à 75 % de leurs parcelles. »

Dans sa réponse, la ministre s'est dite consciente « des effets sanitaires que représente la prolifération de l'ambroisie ». C'est pourquoi « le ministère en charge de la Santé a inscrit la lutte contre cette plante hautement allergisante parmi les objectifs du IIe plan national santé environnement (PNSE 2) 2009-2013 ». La ministre a

1. N° 11740.

également souligné que « plusieurs actions ont été mises en place pour limiter l'expansion de cette espèce envahissante et prévenir ses effets sur la santé ». Parmi lesquelles, la création, en juin 2011, de l'Observatoire des ambroisies dont la mise en œuvre a été confiée à l'Institut national de la recherche agronomique (INRA) – lequel a constaté… la progression de l'ambroisie dans les régions. L'Observatoire ne compte qu'un poste et demi à temps plein ! Ceci explique peut-être cela.

« Un cadre juridique organisant la lutte contre l'ambroisie au niveau national est à l'étude par les ministères concernés (Santé, Agriculture, Développement durable, Décentralisation et Intérieur) », a encore précisé la ministre. Outre cette espèce, ces dispositions pourraient aussi concerner la lutte contre d'autres espèces végétales ou des espèces animales, dont la prolifération est nuisible à la santé humaine. « Ces dispositions s'inscriraient en cohérence avec celles en cours d'adoption au niveau européen, relatives à la lutte contre les espèces exotiques envahissantes. » Selon nos sources, le texte européen prévoit une interdiction des espèces qualifiées de « préoccupantes » pour l'Union européenne. Mais quand ?

Voilà bientôt trente ans que les pouvoirs publics sont sensibilisés à ce problème, qu'une loi est promise mais remise aux calendes grecques. Le temps passe et l'ambroisie continue de proliférer. Avec des densités de pollens qui ont doublé en vingt ans. Pourtant, des plans départementaux existent déjà en Rhône-Alpes[1]. Placés sous l'autorité des préfets, ils obligent les propriétaires ou exploitants des terrains – particuliers, communes et agriculteurs – à détruire l'ambroisie. Hélas, ils ne sont

---

1. Le premier a été mis en place dans la Drôme en 2010, puis en Ardèche en 2011 et en Isère en 2012.

que trop peu souvent suivis d'effets, les maires hésitant à verbaliser leurs administrés. Quant à l'Agence régionale de santé (ARS), sa mission se limite à l'information des publics. Nécessaire mais pas suffisant.

Pour Philippe de Goustine, président de l'association Stop Ambroisie[1], cette situation ne peut plus continuer. Le temps presse. Trop d'années ont été perdues, des milliards de graines d'ambroisie continuent de pousser. Lorsqu'un champ de tournesols envahi par l'ambroisie est récolté, rappelle Philippe de Goustine, les tamis de la moissonneuse laissent passer cinq cents millions à un milliard de graines d'ambroisie par hectare, qui retournent alors dans le sol et y restent vivantes plus de dix ans, représentant ainsi une véritable bombe à retardement.

Il faut une réelle volonté politique pour contrôler l'ambroisie en France. La promulgation d'une loi au niveau national est indispensable. Il y a urgence. Dans quelques années l'invasion risque d'être irréversible et s'étendra à tout le territoire. Dès lors, 50 % de la population pourrait être touchée par des allergies au pollen d'ambroisie. C'est le cas en Hongrie, où la mauvaise herbe a beaucoup proliféré.

Cyprès : une pollution verte

Le nombre d'allergiques aux pollens de cyprès et de thuyas dans les régions du sud de la France a été multiplié par trois depuis dix à quinze ans. Ces arbres ont été plantés partout. Principales raisons : ils ne coûtent pas cher, poussent rapidement, s'entretiennent facilement, procurent un jardin très verdoyant ou permettent d'ériger une haie protégeant des autres habitations, des

1. www.stopambroisie.com

regards des voisins, du vent. Il existe cent quarante variétés de cyprès qui pollinisent des mois d'octobre à avril. La modification du paysage a donc eu des conséquences sur la santé des allergiques.

En effet, la multiplication de résidences en lotissements a entraîné une augmentation des haies de clôtures constituées de cyprès de mêmes espèces ou de thuyas, à l'origine d'une augmentation de ces pollens, particulièrement agressifs et allergisants. Émis en général de janvier à mars dans le sud de la France, ils perturbent chaque année des millions d'allergiques à tel point que certains préfèrent déménager pendant quelques semaines pour ne pas être confrontés à ces pollens. De la même manière, la plantation d'oliviers, très tendance, a considérablement augmenté la quantité de pollens de cet arbre et par conséquent le nombre d'allergiques.

LES RECOS DES ALLERGOS

Ambroisie

- Faire enfin voter une loi, alors que cela fait plus de trente ans que les pouvoirs publics sont saisis. Il faut une véritable volonté politique et prendre de réelles mesures, à la hauteur des enjeux de santé publique.
- Continuer d'informer la population et les professionnels de santé.
- Faire remonter le pouvoir de police au niveau de l'État, les maires éprouvant de grandes difficultés à sanctionner leurs administrés.
- Nous l'avons vu, 75 % de l'ambroisie provient des terrains agricoles. Or, la moitié de ces ambroisies provient des chaumes de blé. Il faut que les agriculteurs déchaument systématiquement les cultures d'hiver (céréales), ce qui est d'autant plus facile que le coût de déchaumage n'est pas trop élevé, de l'ordre de 50 euros l'hectare. En ce qui concerne le tournesol, il faut remarquer que l'ambroisie fait partie de la même famille botanique. L'utilisation d'une variété de tournesols tolérant à un désherbant efficace sur l'ambroisie est donc une des solutions qui peut aider les agriculteurs. Effectuer un désherbage mixte, chimique et mécanique, semble plus efficace.

Cyprès

• Une des solutions consiste à planter moins de cyprès en diversifiant les plantations et en plantant des arbres d'espèces différentes et moins allergisants, situation pouvant diminuer les quantités de pollens de cyprès dans l'atmosphère. La modification du paysage de ces régions a entraîné des répercussions sur la santé des allergiques : le développement de nombreuses haies de cyprès ou de thuyas a provoqué de véritables murs de pollens, à l'origine de cette pollution verte.

• Installer également des doubles haies et penser aux plantes à fleurs, beaucoup moins allergisantes, malgré les idées reçues, ainsi qu'aux plantes grimpantes qui peuvent être montées en haies, comme le chèvrefeuille du Japon, l'hortensia grimpant, le jasmin ou la vigne vierge.

• Inciter les collectivités, les agriculteurs et les particuliers à réduire la présence et le développement de végétaux émetteurs de pollens allergisants, afin de favoriser la diversification des plantations.

• Inciter à la diffusion d'une information sur le risque allergique et/ou toxique lors de la vente des végétaux concernés est une des mesures du plan santé environnement de 2015-2019. Sera-t-elle suivie d'effets, alors que les allergologues le proposent depuis déjà plus de dix ans ? Les pépiniéristes renonceront-ils à vendre moins de cyprès ?

• Pour lutter contre les allergies provoquées par les haies monospécifiques, il faut varier les espèces végétales, afin de diminuer la concentration de pollens allergisants dans l'air.

Voici quelques idées de végétaux choisis par un groupe de travail créé à l'initiative de la DRASS du Languedoc-Roussillon[1] :

• Pour les haies brise-vent, penser au charme-houblon, à l'aulne de Corse, au chêne vert ou blanc et au troène du Japon.

• Pour les haies de plus basse séparation, qui délimitent les petits espaces privés et les chemins, les orangers du Mexique, les bambous sacrés, le buis commun et le romarin officinal sont à privilégier.

• Les grandes haies situées près des lotissements pourraient privilégier l'arbre de Judée, le bambou doré, le chèvrefeuille, l'arbousier ou les lauriers-roses.

Apprendre à planter un jardin « peu allergisant »

• Particuliers et collectivités doivent penser à aménager des jardins émettant moins de pollens allergisants. C'est ce que font les Anglo-Saxons depuis des années avec les *low-allergen gardens*.

• L'équipe du jardin botanique de Nantes qui réfléchit à ce type d'aménagement propose des idées pour diminuer l'allergénicité des plantes des jardins.

• Concevoir des jardins délimités par des haies de buis et de végétaux peu nombreux et peu allergisants, avec des parterres de fleurs, comme les rosiers, qui contrairement aux idées reçues sont très peu allergisantes.

• Tailler très régulièrement ces espèces favorise la production de pollens peu allergisants. Les chrysanthèmes, véroniques, géraniums et clématites peuvent être également conseillés.

1. « Plaquette : paysage, pollens et santé. »

• Planter du basilic, de la ciboulette, de la menthe, du persil ou de la lavande permet l'aménagement de petits massifs. Mousses et fougères sont également conseillées.

• Privilégier des plantes entomophiles – acacias, mimosas, genêts – émettant des pollens peu allergisants, car transportés par les insectes.

• Concevoir des jardins à la japonaise, certes plus onéreux, peut également être une idée intéressante pour aider les allergiques. Des plants de terre de bruyère, comme les azalées, les rhododendrons, souvent taillés, sont plantés entre des roches et des graviers et représentent une alternative aux pelouses de graminées, fortement allergisantes.

• D'autre part, il faut penser à tailler les gazons deux fois par semaine avec une hauteur de 2 cm au minimum. Il est préférable de le faire le matin lorsque l'herbe est humide, collant ainsi les pollens et évitant leur dispersion. Le recours aux tondeuses manuelles hélicoïdales, qui possèdent un rouleau aplatissant le gazon, est préféré aux tondeuses rotatives qui projettent les pollens dans l'air.

4

POURQUOI TANT D'ALLERGIES ?

On a tous ouvert grand les yeux en découvrant, à la télévision ou au cinéma, ces enfants habillés comme au XIXe siècle – chapeaux noirs, gilets, pantalons rayés et bretelles pour les garçons ; longues robes noires, cheveux impeccablement noués pour les filles – s'activant aux travaux des champs, trayant les vaches, se déplaçant en carriole, etc. Ces mômes vivent « comme avant », hors du temps et de la civilisation, au sein de la communauté amish, laquelle refuse les bienfaits de la modernité, les tracteurs, l'électricité, le téléphone… Pas de portables, les pauvres chéris !

Et pourtant ! Alors que les petits Occidentaux souffrent d'un accroissement considérable d'allergies de toutes sortes, les Amish, eux, se portent comme un charme. Dix fois moins d'allergies chez leurs enfants que chez ceux élevés selon les critères « modernes ». C'est la conclusion d'une étude comparative publiée en 2012 par le docteur Mark Holbreich et son équipe[1]. À couper le souffle !

1. « *Amish children living in northern Indiana have a very low prevalence of allergic sensitization* », Mark Holbreich, MD, Jon Genuneit, MD, and al. *Journal of Allergy and Clinical Immunology*, vol. 129, Issue 6, juin 2012.

L'effet ferme

D'un côté donc, des gamins élevés dans des bocaux – nourris aux antibiotiques, protégés des microbes et autres « saletés » –, de l'autre, des va-nu-pieds qui grandissent dans des fermes sans sanitaires ni eau courante et respirent à longueur de journée l'odeur de la bouse de vache. Avouons qu'il y a de quoi y perdre son latin. Pourtant, l'explication est simple : les microbes présents dans les étables, les débris végétaux et le lait cru stimulent le système immunitaire des enfants et les protègent contre les allergies. C'est ce qu'on appelle « l'effet ferme ».

Les microbes, bons pour la santé ? Faut-il donc revenir aux temps préhistoriques, s'éclairer à la bougie, croupir dans la fange, abandonner les mesures d'hygiène ? Non, bien sûr. Car, comme le rappelle Hubert Reeves, celles-ci ont joué un rôle fondamental dans la décroissance radicale de la mortalité infantile au cours des deux derniers siècles. « Qui voudrait sauver les virus de la malaria ou de la polio ? », interroge-t-il. Et il ajoute : « Défendre la biodiversité, c'est aussi reconnaître nos alliés et nos ennemis dans les populations microbiennes qui coexistent avec nous et dont notre santé et notre bien-être dépendent. » Autrement dit, utilisons les antibiotiques à bon escient mais limitons les mesures antiseptiques.

L'étude de Mark Holbreich vient s'additionner aux travaux – déjà nombreux – qui alimentent la théorie hygiéniste. Elle pourrait se résumer ainsi : notre système immunitaire avait l'habitude de lutter contre les microbes et les virus, mais il ne joue plus son rôle depuis que nous vivons dans un monde aseptisé. L'utilisation des vaccins et le recours aux antibiotiques ont diminué le nombre d'infections. Du coup, le système immunitaire, déstabilisé, s'est mis à lutter contre des éléments apparemment inoffensifs, comme des aliments ou les pollens. D'autre part, l'arrivée d'un grand nombre de nouveaux allergènes a participé également à cette déstabilisation. Le système immunitaire n'a pas réussi à s'adapter aux profondes modifications de notre environnement.

Certains de ces travaux montrent que les enfants des fermes développent moins d'allergies, au contact de microbes qui prolifèrent avec les animaux, que ceux des villes. Même constat à propos des enfants des familles nombreuses, régulièrement en contact avec des microbes de leur fatrie[1]. D'autres études encore menées dans plusieurs pays européens montrent que les enfants nés par césarienne font plus d'allergies que ceux nés par voie naturelle. En effet, dans ce dernier cas de figure, le système immunitaire du bébé, immédiatement plongé dans le monde microbien, se trouve en quelque sorte immunisé. La naissance et les premières semaines de la vie jouent un rôle déterminant sur le futur immunitaire de l'individu. Il semble que la protection contre les allergies intervienne durant le dernier trimestre de la grossesse pour se poursuivre au cours des années suivantes. Les enfants Amish se trouvent exposés très tôt aux microbes, *in utero* ou dès leur naissance. C'est sans doute ce qui leur donne cette résistance aux allergies.

Pollution biologique

Pour les Amish, le temps s'est arrêté à l'aube de ce que nous appelons le progrès, alors que, pour la plupart des Occidentaux, le XIXe siècle a sonné l'heure des grands

1. Les hypothèses hygiénistes ont été passées en revue dans le documentaire *Allergies planétaires, à qui la faute*, réalisé par Véronique Berthonneau (production Illégitime Défense).

bouleversements – technologiques, scientifiques, industriels –, dont la vague continue aujourd'hui de nous porter, même si nous en critiquons de plus en plus les effets. Aujourd'hui et à l'inverse des siècles passés, 80 % des populations occidentales vivent dans les villes, contre 20 % à la campagne. L'urbanisation de notre habitat favorise l'apparition d'une pollution intérieure de plus en plus agressive, accentuée par des polluants chimiques domestiques, comme la fumée du tabac. Nos lieux de vie ont subi d'importantes modifications, avec des habitations de plus en plus isolées et de moins en moins ventilées, des appartements plus petits et trop chauffés. Autant de facteurs propices au développement des acariens. S'ajoute à cela la présence croissante des animaux dans les foyers. Plus d'un sur deux en France.

Les allergies, des maladies dans l'air du temps[1] ? L'Organisation mondiale de la santé (OMS) les classe au quatrième rang des maladies chroniques dans le monde. Anecdotiques il y a encore trente ans, rhinites allergiques, conjonctivites, asthme… touchent aujourd'hui des millions d'individus. Parmi les causes, l'explosion des pollens transportés par le vent. À tel point que le terme de « pollution biologique » ou « pollution verte » est désormais employé à ce sujet. On estime que 10 à 30 % des habitants de la planète en souffrent.

En France, 15 à 20 % de la population serait impactée. Les pollens de bouleaux, très présents en région parisienne, dans le Nord et l'Est, touchent chaque saison de plus en plus de personnes. Même phénomène pour les pollens de cyprès, très plantés dans le Sud car peu onéreux et poussant rapidement. Autre fléau, l'ambroisie qui pollinise à la fin de l'été et fait des ravages dans

1. *60 millions de consommateurs*, hors-série, n° 166, avril-mai 2013.

la région Rhône-Alpes. Elle est à l'origine de manifestations sévères, comme des crises d'asthme, et a tendance à s'étendre dans d'autres régions, notamment en raison du réchauffement climatique.

Citons également le cas du Japon, où des cèdres ont été plantés sur 10 % du territoire après la Seconde Guerre mondiale, afin de permettre la reconstruction de maisons traditionnelles en bois détruites. Le mode de vie des Japonais s'étant modifié, d'autres types de construction ont remplacé les habitations classiques. Conséquences : on a abattu moins de cèdres, et les quantités de pollens produites ont explosé.

Habitudes alimentaires

Le mal est aussi dans l'assiette. On estime la fréquence de l'allergie alimentaire en France et en Europe à 4,7 % chez l'enfant et à 3,2 % chez l'adulte. Des chiffres en hausse constante, qui, du fait de la gravité de certaines réactions – jusqu'à mettre en jeu le pronostic vital –, constituent un véritable problème de santé publique. En cause, entre autres, les changements dans nos habitudes alimentaires. Les Français consomment de plus en plus de menus étrangers, maghrébins, asiatiques, antillais, ainsi que des fruits exotiques, kiwis par exemple, ou encore mangues et papayes. L'extension des produits surgelés et en conserve a également modifié le contenu des repas, plusieurs centaines de nouvelles protéines destinées à rehausser le goût, modifier la couleur, la consistance… ayant été introduites.

En revanche, fait observer le magazine *60 millions de consommateurs* dans une enquête fouillée sur le sujet, « les conservateurs, colorants, antioxydants, agents de textures, édulcorants... sont très souvent accusés à tort[1] ». Avec l'industrialisation de la production, les additifs alimentaires se sont multipliés dans nos assiettes. Leur rôle consiste à prolonger la conservation – en empêchant la contamination par les bactéries –, à rendre les plats plus attractifs en améliorant le goût. Certains sont d'origine végétale, d'autres synthétiques. Or, « contrairement à une idée très répandue, souligne *60 millions de consommateurs*, ces produits provoquent très peu de réactions adverses : de 0,03 à 1 % des personnes souffrent d'allergies ou d'intolérance à des additifs ». Une mise au point nécessaire.

L'augmentation des allergies alimentaires est liée aux modes de vie des habitants et à leurs habitudes de consommation. L'arachide est fréquente aux États-Unis et au Sénégal. En France, on la retrouve à un degré moindre chez l'enfant, ainsi que l'œuf. Au Japon, poissons et riz sont le plus souvent en cause.

La fatalité des gènes : c'est fini ?

Depuis 2010, une nouvelle discipline, l'épigénétique, révolutionne la biologie. De quoi s'agit-il ? L'épigénétique étudie la modulation de l'expression des gènes en fonction de nos habitudes de vie, de notre comportement quotidien.

De nombreux facteurs entrent en jeu : l'alimentation, l'exercice, le stress, le plaisir, la qualité des relations sociales, mais également tous les polluants (pesticides dans l'alimentation, fumée de tabac, particules de diesel dans l'air).

1. « Des assiettes à surveiller de près », *60 millions de consommateurs*, hors-série, n° 166, avril-mai 2013.

Des modifications métaboliques mineures régulent en permanence l'expression des gènes en l'activant ou en l'inhibant, mais elles ne modifient en rien le génome. Certaines sont réversibles, d'autres peuvent être transmises à nos descendants.

On sait que le développement du système immunitaire est sous le contrôle de l'épigénétique, il prendra ainsi une orientation « allergique » ou pas. Dans le cadre de l'allergie, ces modifications épigénétiques peuvent intervenir dès le stade du fœtus. De même, notre alimentation et celle de la future mère pendant la grossesse pourraient avoir un impact (consommation de fibres, d'omégas 3, de contaminants, de folates, d'antioxydants, d'aliments allergènes, d'aliments fermentés).

En résumé, le fonctionnement de l'organisme reste sous l'influence des gènes, mais on ne peut plus considérer notre patrimoine génétique comme seul « chef d'orchestre ». La régulation épigénétique, en fonction de notre environnement, a une importance considérable dans le développement de certaines maladies.

L'ère du « tout » ADN semble bel et bien avoir vécu.

5

DÉPISTER LES INTOLÉRANCES ALIMENTAIRES : UNE ARNAQUE À LA MODE[1]

« Envoyer mon flacon en Belgique ! J'ai trouvé ça bizarre. » Paul, trente-huit ans, chef d'entreprise, raconte l'étrange aventure qu'il a vécue il y a quelques mois. À l'époque, il souffre de douleurs abdominales. « Vous faites peut-être une intolérance à certains aliments, suggère son médecin. On va vérifier ça. Vous allez faire une prise de sang et envoyer le flacon en Belgique. » « En Belgique ! », répète Paul, étonné. « Oui, en France, ce type d'examens ne se fait pas. » Paul trouve ça étrange mais s'exécute. Après être passé chez l'infirmière, il file à la poste et expédie le paquet, un peu intrigué quand même.

Une semaine plus tard. Retour chez le médecin qui a reçu les examens. « Vous faites une intolérance au lait, au soja, à l'arachide, aux petits pois et aux œufs, annonce-t-il. Il faut arrêter tout ça. Vous verrez, ça ira beaucoup mieux. » Paul est saisi d'un doute. Il ne comprend toujours pas pourquoi il a dû envoyer son échantillon en Belgique, d'autant qu'entre-temps il a appris qu'il était

1. Écrit avec l'aide précieuse du docteur Habib Chabane, allergologue ; qu'il en soit remercié.

interdit d'expédier du sang par la poste. Pourquoi cette analyse n'a-t-elle pu se faire en France ? Pourquoi n'est-ce pas remboursé par la Sécurité sociale ? Les réponses à ses interrogations restent floues, voire embarrassées.

Quant au régime alimentaire, même un moine bouddhiste féru de macrobiotique aurait du mal à le suivre. Quelques jours plus tard, il décide de prendre un autre avis et pousse la porte d'un cabinet d'allergologue, auquel il raconte son histoire. Le médecin éclate de rire et s'exclame : « Comment avez-vous pu croire de telles inepties ? Un homme comme vous, chef d'entreprise, intelligent. Combien vous a coûté cette affaire ? » Interloqué, penaud, Paul crache le morceau. « Près de 200 euros. Je ne comprends pas, j'étais paumé, prêt à croire n'importe quoi. Et puis une prise de sang, c'est important non ? » « Rassurez-vous, réplique le médecin, vous n'êtes pas le premier et pas le dernier. Certains dépensent jusqu'à 400, voire 500, euros pour cette arnaque. »

Charlatanerie

Ces dernières années ont vu fleurir un nombre extraordinaire de tests permettant de dépister des intolérances alimentaires. Il n'y a pas si longtemps, le sang était expédié dans les laboratoires étrangers – Belgique ou Luxembourg, le plus souvent – équipés de machines réalisant des tests – Elisa/Act, Nutron, SIAL, etc. –, qui ont en commun de n'être pas reconnues par les instances officielles. Aujourd'hui, certains laboratoires d'analyses français ont franchi le Rubicon et proposent eux aussi ces examens extrêmement lucratifs.

Le principe de base est assez simple et le bon docteur Knock applaudirait sans doute. Il s'agit de laisser croire que les nombreux troubles – digestifs, cutanés, articulaires, migraineux, etc. – dont souffre ou se plaint le commun des mortels proviennent d'une intolérance à des aliments. Là-dessus, une confusion est savamment entretenue entre allergie et intolérance. Enfin, tout ce qui est un peu bizarre et inexpliqué finit par être étiqueté « allergique ».

Or, la majorité des gens – et parfois des professionnels de santé – ne font pas la différence entre, d'un côté, l'allergie alimentaire, phénomène assez rare[1], au mécanisme bien défini, immunoglobuline E (IgE) dépendant – une classe d'anticorps spécifiques susceptibles de déclencher des réactions allergiques –, avec ses manifestations classiques d'urticaire, d'asthme ou de choc anaphylactique. Et, de l'autre côté, les intolérances alimentaires, pas encore bien définies, correspondant à des symptômes digestifs variés, comme des épisodes de diarrhée et des douleurs abdominales.

Pour faire monter la mayonnaise, les promoteurs de ces techniques lancent des affirmations totalement farfelues et sans aucun fondement. Ainsi, d'après une de ces officines, « il semblerait qu'un tiers de la population du Royaume-Uni soit touchée par les intolérances alimentaires et il existe des chiffres semblables à l'échelle européenne ». Diable ! D'où proviennent ces chiffres ? De quelles études validées par des instances scientifiques ? On ne le sait pas.

Il n'empêche, ces affirmations sont relayées par des naturopathes, étiopathes, homéopathes, auriculothérapeutes... auprès d'un public friand de ces techniques à la fois magiques et « sans danger », puisqu'on guérit sans prendre de médicaments.

1. Affecte environ 3 % de la population.

Surfant sur la mode de cette thématique, des laboratoires proposent depuis quelques années des tests dont le coût varie de 100 à 500 euros – bien sûr, non remboursés par la Sécurité sociale. Internet participe au buzz de l'utilité de ces tests qui ne reposent sur aucun argument scientifique validé. Mais ces labos utilisent des techniques de marketing très efficaces qui sèment le doute chez certains médecins et les incitent à conseiller ces prises de sang. On ferre le quidam par un test qui ne coûte que 30 ou 40 euros, qu'il faut ensuite prolonger par un autre – plus complet mais plus cher – pour recevoir une liste de trente, quatre-vingts ou deux cents aliments auxquels il risque d'être intolérant. Devant le tollé des allergologues, le terme « allergies alimentaires » a disparu de leur discours et les labos se contentent d'évoquer les intolérances alimentaires.

Les patients reçoivent leurs résultats, en discutent parfois avec le professionnel qui a prescrit ces tests, et se retrouvent à faire des régimes supprimant de leur alimentation de un à vingt aliments, voire davantage. Certains vivent ainsi l'enfer dans leur quotidien et risquent des carences alimentaires sérieuses. Ils sont d'autant plus convaincus qu'ils ont payé une forte somme et que la valeur d'une « prise de sang » véhicule chez la grande majorité d'entre eux une certitude absolue.

Carte d'identité alimentaire

« Je veux bien vous croire, réplique Paul, mais pourquoi ces tests sont-ils bidon ? » En fait, explique le praticien, ces tests d'intolérance n'apportent rien, ils ne sont pas spécifiques pour permettre de détecter une pathologie. Pour entrer dans des détails plus techniques, la présence d'IgG (immunoglobuline G) vis-à-vis d'un ou de plusieurs aliments témoigne uniquement d'un contact de l'organisme avec l'aliment, mais en aucun cas il ne s'agit d'un mécanisme d'hypersensibilité, d'intolérance ou d'allergie. De manière générale, en allergologie, la présence d'un test positif ne signe pas l'allergie. C'est la confrontation de l'histoire du patient et du test qui permet d'approcher le diagnostic, qui sera éventuellement confirmé par un test de provocation.

Pour le dire autrement, des gens qui se plaignent de maux de ventre – ballonnements, flatulences, diarrhées, constipation, etc. – attribuent leurs troubles à une intolérance alimentaire. Mais aucune étude vraiment sérieuse n'a montré le rôle pathogène de ces anticorps IgG anti-aliments. Les tests donneraient les mêmes résultats chez des gens qui ne se plaignent de rien.

Pour convaincre le quidam, les pro-tests déploient des batteries d'arguments enrobés dans un verbiage scientifique qui ne résiste pas à l'examen. On en trouve un bon exemple sur le site lagrandesanté.com[1]. D'après ce site, « on peut aujourd'hui connaître, grâce à une simple prise de sang, les aliments qui sont toxiques pour chaque individu. Autrement dit, on sait établir pour chaque personne sa carte d'identité alimentaire, son profil unique d'intolérances alimentaires ». Les tests y sont présentés comme « une thérapie incontournable ». Formidable !

Passons à la moulinette quelques-uns de leurs arguments. On y soutient que ce sont « les aliments les plus modifiés dans leur nature qui créent le plus d'intolérance ». Or, l'examen de centaines de résultats montre que la majorité des aliments positifs ne sont pas des

1. http://www.lagrandesante.com/articles/nutrition/le-test-des-intolerances-alimentaires-une-therapie-incontournab

aliments « modifiés ». Toujours selon le site, qui prétend parler au nom d'un ostéopathe parisien, les « Big Three » – produits laitiers, gluten, œufs – sont les intolérances les plus répandues. Rien d'étonnant en réalité puisqu'ils sont utilisés dans de très nombreuses préparations alimentaires en tant qu'ingrédients ou sous forme masquée (additifs alimentaires). Le fameux osthéopate aurait également mis en évidence ce qu'il dénomme un SIPAG (syndrome d'intolérance partiel au gluten), qui toucherait 50 % de la population. Rien que ça ! Une estimation au doigt mouillé sans doute, car nous ne connaissons pas la prévalence de positivité des IgG anti-aliments dans la population générale qui ne souffre d'aucun trouble. Le peu de sujets-témoins testés ont des IgG anti-aliments. Une grande partie de la population est peut-être dans le même cas.

Autre affirmation erronée. « Les bébés peuvent présenter des intolérances, même souvent, mais il est difficile de les tester car leur système immunitaire est immature jusqu'à l'âge de quatre ans. » Faux. La synthèse des IgG est mature dès l'âge de six mois. « Dans ce cas, poursuit le site, on teste et on adapte en fonction des résultats. » En réalité, la durée de vie des IgG maternelles transférées *in utero* n'excède pas six mois. Terminons par un autre exemple. « En cas d'intolérance alimentaire, la digestion absorbe une grande énergie, le patient est fatigué de subir ces attaques inflammatoires qui consomment beaucoup d'énergie. Les aliments supposés lui donner de l'énergie, au contraire, lui en enlèvent. » Objection, Votre Honneur. Nous possédons aussi naturellement des IgM – une autre classe d'anticorps – et des IgG contre des antigènes bactériens de notre flore intestinale, sans pour autant que cela nous rende malades ou fatigués. « J'en passe et des meilleures », conclut l'allergologue.

Abasourdi, Paul lui demande :

— Et ces régimes proposés, qui découlent des tests, c'est dangereux ?

— Bien sûr, regardez les absurdités auxquelles cela conduit.

Sur le même site, on trouve des témoignages du type :

Ma fille, six ans, présente cent dix-sept intolérances, mon fils de huit ans en présente quinze, dont le lait de vache, le gluten, les œufs.

Au vu des résultats, les enfants qui sont en permanence sous antibiotiques ont été mis au régime d'éviction – on exclut les aliments provoquant des intolérances – et, trois mois plus tard, ils sont en pleine forme et n'ont plus besoin d'antibiotiques. Mais combien les enfants ont-ils perdu de poids ? Cette femme oublie de le préciser. De même, elle ne dit pas ce que la petite fille mange.

— Néanmoins, rétorque Paul, certaines personnes disent se porter mieux depuis qu'elles ont arrêté tel ou tel aliment.

— Bien sûr, opine l'allergologue. Mais je peux aussi vous trouver des témoignages de gens qui vont beaucoup mieux après qu'ils sont allés à Lourdes. Diriez-vous pour autant que c'est grâce à l'eau bénite ?

— Alors pourquoi un tel engouement pour ces tests ? demande Paul.

— Il y a plusieurs raisons. D'abord, les cabinets médicaux regorgent de malades imaginaires, anxieux, hypocondriaques en tout genre, qui se plaignent de maux les plus divers – souvent le ventre, d'ailleurs –, mais à qui les médecins ne peuvent pas dire : « Vous n'avez rien, rentrez chez vous. » À ceux-là, il faut trouver des remèdes ou des explications. Une bonne solution consiste à leur faire passer des examens divers et variés.

Celui aux intolérances alimentaires étant le dernier sorti du chapeau. Comme ça coûte assez cher, ça calme.

— Mais ce n'est pas mon cas, grogne Paul.

— Bien sûr, il y a aussi de vrais malades. D'ailleurs, vous allez prendre rendez-vous avec un gastro-entérologue pour faire un bilan.

— Que des néophytes comme moi puissent se faire berner, c'est possible, mais des professionnels de santé ! C'est mon médecin généraliste qui m'a conseillé ce test.

— Oui, ça arrive. Les généralistes ne sont formés ni à la nutrition ni à l'allergologie. Donc, le vôtre s'est probablement fait berner par une publicité envoyée par une officine.

Plainte et condamnation

Renseignement pris, le médecin de Paul avait bel et bien reçu une pub diffusée – à l'époque – par un laboratoire belge et reprise depuis 2010 par un grand laboratoire d'analyse du XVIe arrondissement à Paris. Le texte démarrait ainsi :

« Chers confrères, nous avons le plaisir de vous annoncer la mise au point au laboratoire du SIAL : Statut des intolérances alimentaires. L'intolérance alimentaire est une réaction immunitaire très fréquemment observée, aux conséquences multiples, parfois graves. La corrélation, la plupart du temps méconnue, entre les troubles engendrés et la perturbation du système immunitaire, ne peut être affirmée que par la mise en évidence puis le dosage des anticorps spécifiques incriminés (anticorps de type IgG 4) », etc.

Alertée, la Société française d'allergologie (SFA) adressa au Conseil de l'ordre, en avril 2010, une plainte contre le médecin biologiste auteur du mailing, pour publicité mensongère. Elle demanda une sanction en rapport avec les manquements déontologiques.

Début d'une procédure qui ne trouvera son dénouement que trois ans plus tard, après de nombreuses péripéties. Dans un premier temps, le 9 septembre 2010, le Conseil de l'ordre organise une tentative de conciliation en présence du docteur Habib Chabane, représentant la SFA, et du docteur Christian Martens (pour le Syfal, Syndicat français des allergologues). Mais le médecin biologiste ne se présente pas. Un simple PV de carence est rédigé.

Toutefois, devant la gravité des faits, le Conseil de l'ordre porte plainte à son tour pour manquement aux obligations déontologiques. L'article R.4127-14 du code de santé publique stipule en effet que « les médecins ne doivent pas divulguer dans les milieux médicaux un procédé nouveau de diagnostic ou de traitement insuffisamment éprouvé sans accompagner leur communication des réserves qui s'imposent ». Or, selon le Conseil, « il ressort de l'examen des diverses publications produites que la technique préconisée, pour n'être pas innovante, est insuffisamment éprouvée et potentiellement dangereuse ».

La plainte est transférée à la chambre disciplinaire de première instance. Le Conseil national de l'ordre des médecins (CDNOM) se retrouve saisi de l'affaire. Me Job, l'avocat du biologiste, tente de faire annuler pour vice de forme et sollicite l'irrecevabilité des plaintes, mais il essuie un refus. Pour finir, le 19 avril 2013, le Conseil de l'ordre reconnaît les manquements aux règles déontologiques[1] et condamne le biologiste à l'interdiction d'exercer la médecine pendant une durée d'un mois et à verser 40 000 euros de dommages et intérêts.

---

1. Articles R.4127-14 et R. 4127-19 du code de santé publique.

Le Conseil estime en effet que le courrier envoyé par le biologiste « revêt un caractère incitatif à la prescription et, par la suite, publicitaire, en même temps qu'un caractère trompeur et mensonger en laissant croire que les très nombreux symptômes pathologiques qu'il énumère peuvent trouver leur origine dans des intolérances alimentaires alors qu'ils peuvent relever de toute autre cause ».

En outre, il souligne que le même courrier encourage les médecins « à mettre en place une stratégie alimentaire fondée sur l'éviction plus ou moins longue des aliments incriminés ; que le procédé ainsi recommandé est [...] scientifiquement non fondé, médicalement sans intérêt et potentiellement dangereux ». Le risque étant de voir « certains patients supprimer inconsidérément certains éléments de leur alimentation et mettre leur santé en danger ».

Ayant épuisé tous les recours, le médecin biologiste fait appel de la décision auprès du Conseil d'État. Lequel, le 13 juillet 2013, rejette cet appel et confirme la sanction du Conseil de l'ordre[1]. Pourtant, à ce jour, sur le site du laboratoire condamné, au menu « Intolérances alimentaires », on trouve cette assertion : « Le SIAL est un examen qui, à partir d'un simple prélèvement sanguin, permet de déterminer la présence d'intolérances alimentaires par la recherche d'IgG spécifiques (anticorps) dirigés contre divers aliments. Nous testons dans un même examen cent trente-neuf aliments et additifs alimentaires différents[2]. » Que fait la police ?

1. Ordonnance n° 369510 du 11 juillet 2013, 4e sous-section de contentieux du Conseil d'État.

2. http://www.labocohen.fr/sial.php

Des études fiables ?

N'ayant pu joindre le biologiste incriminé, nous avons appelé l'un de ses confrères, dont le laboratoire propose lui aussi le même genre de tests. Sur la forme, celui-ci dit comprendre que son confrère ait pu être condamné puisqu'il « nous est interdit de faire de la publicité ». Lui, d'ailleurs, n'en fait pas. Mais, sur le fond, il n'en démord pas. « Ces tests sont utiles et fiables », martèle-t-il. Pour preuve, selon lui, certains professeurs d'université lui demandent cet examen. « C'est donc qu'ils en attendent quelque chose. » Lui-même n'hésite pas à faire des conférences sur le sujet à l'université ou ailleurs. Pierre angulaire de son argumentation, « ces examens, affirme-t-il, sont étayés par de nombreuses études en double aveugle contre placebo[1] publiées dans des revues scientifiques internationales de haut niveau – entre autres *International Clinical Nutrition* ou *Gut* ». Selon lui, ces publications démontrent l'intérêt de ces tests en cas de maladie de Crohn, côlon irritable, migraines, problèmes cutanés, douleurs articulaires, etc. Nous avons demandé par mail[2] à ce médecin de bien vouloir nous adresser un échantillon des études auxquelles il fait référence. Nous attendons sa réponse.

Une chose est sûre, les sociétés savantes d'immunologie et d'allergologie de plusieurs pays d'Europe (Suisse, Allemagne, Autriche, Royaume-Uni), l'Académie européenne d'allergologie et d'immunologie clinique (EAACI) qui regroupe vingt-sept États membres, l'Académie américaine de l'asthme, d'allergie et d'immunologie (AAAAI),

1. Critères indispensables, en plus du nombre de patients, pour attribuer à une étude le tampon « scientifique ».
2. Mail adressé le 18 novembre 2014.

la société des allergologues et pédiatres de Singapour, la société sud-africaine d'allergologie et la société australienne d'immunologie et d'allergologie ne partagent pas son point de vue. Pour elles, les dosages d'IgG anti-aliments sont des tests inutiles pour le diagnostic d'allergie ou d'intolérance aux aliments.

Actuellement, les techniques de tests aux intolérances alimentaires qui bénéficient du marquage « Communauté Européenne » (CE) sont dispensées d'un examen lorsqu'elles arrivent sur le territoire français. Mais, à partir de 2015, la directive européenne devrait être modifiée et resserrée. Pour être utilisé, il faudra prouver que l'examen apporte réellement un plus sur le plan du diagnostic.

Des mesures dont le Mexique ferait bien de s'inspirer. Lors d'un récent voyage dans ce pays, l'un d'entre nous a remarqué une publicité grand format dans la vitrine d'une pharmacie. Elle proposait le dosage des IgG (*Perfil Intolerancia a alimentos IgG*), qui détecte deux cents aliments à un prix défiant toute concurrence, 4 939 pesos mexicains, soit 269 euros, dans un pays où 60 % de la population vit avec moins d'un dollar par jour et où le salaire moyen est de 82 euros par mois. L'arnaque et le profit n'ont pas de frontières !

Revenons à Paul. Il a reçu entre-temps le résultat du bilan réalisé chez le gastro-entérologue. Il souffrait en réalité d'une colopathie fonctionnelle. Rien de grave. L'avis d'un gastro-entérologue suivi d'un bilan, puis d'un traitement adapté, l'a remis sur pied. Les douleurs ont disparu. Mais que se serait-il passé s'il avait suivi le régime indiqué sur la base de tests bidon payés à prix d'or ?

LES RECOS DES ALLERGOS

1. Ne pas effectuer de prise de sang testant vingt, cinquante, cent ou deux cents aliments et n'étant pas remboursée par la Sécurité sociale, même si elle a été conseillée par un professionnel. En effet, certains praticiens méconnaissent les mécanismes immunologiques et se font berner eux aussi par les arguments marketing très efficaces des promoteurs de ces techniques. Convaincus, ils conseillent ensuite cette « fameuse prise de sang révolutionnaire ».

2. Ne pas supprimer de son alimentation tous les aliments « qui seraient positifs » lors de cette prise de sang.

3. Ne pas poster un échantillon sanguin à un laboratoire situé dans une autre ville ou un autre pays : cette attitude incohérente est interdite et dangereuse.

4. Prendre l'avis d'un allergologue, cela évitera des frais inutiles mais également de faire des régimes draconiens excluant de nombreux aliments et susceptibles d'entraîner de nombreuses carences.

6

POLLUTION INTÉRIEURE : L'ENNEMI N° 1

Amusez-vous à faire le test. Posez cette question à vos proches ou à vos collègues de bureau : « Que craignez-vous le plus ? La pollution extérieure ou la pollution intérieure ? L'air du dehors ou celui de votre appartement, de votre maison ou de votre bureau ? » À coup sûr, l'écrasante majorité répondra sans hésiter : « La pollution extérieure. » Certains ajouteront : « C'est une horreur, toutes ces saletés qu'on respire. » D'autres ne comprendront même pas que vous leur posiez cette question.

Et pourtant, les faits sont là, têtus, implacables, incontestables même, la pollution domestique, celle de nos habitations, est nettement plus élevée que la pollution extérieure. Cinq à sept fois supérieure, selon les estimations. C'est une donnée reconnue par les scientifiques, les médecins et les pouvoirs publics, mais à laquelle la majorité d'entre nous restent pour l'instant encore peu sensibles. Alors que les cocktails de polluants que nous respirons au-dehors ainsi qu'à l'intérieur de nos chaumières – sans en être conscients bien souvent – peuvent être à l'origine de nombreux troubles respiratoires. Comme souvent, les enfants sont les premiers

« impactés ». Les chiffres parlent d'eux-mêmes : en France, la fréquence de l'asthme est de 10 à 12 % chez les treize-quatorze ans. Un signal d'alerte très fort.

Les enfants d'abord

Irritation des yeux, de la peau, congestion nasale, maux de tête, asthme, les allergologues voient de plus en plus fréquemment des jeunes qui présentent des symptômes allergiques. La faute à qui, ou à quoi ? Les parents désemparés invoquent pêle-mêle les particules fines du diesel, le dioxyde d'azote, les pollens, etc. Ce n'est pas faux. D'autant que certains bambins des grandes métropoles ont été longuement baladés dans des poussettes à hauteur de pots d'échappement. Ces mêmes gaz qui s'infiltrent dans les appartements, les bureaux, à l'intérieur des classes…

En 2012, Isabella Annesi-Maesano, directrice de recherche à l'Inserm, a publié une étude sur la qualité de l'air menée dans cent huit écoles primaires, réparties sur six villes françaises. Son enquête a révélé qu'environ 30 % des enfants suivis – ils étaient 6 590 au total – étaient exposés à des niveaux de polluants atmosphériques supérieurs aux valeurs recommandés par l'Organisation mondiale de la santé (OMS). Avec, pour conséquence directe, une augmentation de l'asthme et des rhinites chez les enfants scolarisés, les plus à risques étant évidemment les enfants déjà allergiques.

Une analyse plus fine des polluants en cause a montré sans surprise l'implication du dioxyde d'azote ($N0_2$) mais a surtout révélé la présence d'autres toxiques, redoutables, intérieurs ceux-là. Leur nom de famille

– les aldéhydes – résonne comme celui d'une aimable peuplade grecque antique, à qui on confierait sa progéniture les yeux fermés. Et, pourtant, il faut s'en méfier comme de la peste. Le plus connu d'entre eux, le formaldéhyde – retenez bien ce nom, au premier abord il paraît imprononçable, mais avec un peu d'entraînement et en décomposant les cinq syllabes *for-mal-dé-hy-de*, on y parvient assez facilement –, est un gaz irritant et allergisant, y compris à faibles concentrations. C'est *l'ennemi intérieur*, un tueur silencieux qui s'infiltre absolument partout dans votre maison, votre appartement, votre bureau ou votre voiture.

Excusez du peu, on trouve du formaldéhyde dans les bois agglomérés, les colles synthétiques, les peintures, la fumée des cigarettes, des bougies, de l'encens, des cheminées, le parquet stratifié, la laine de roche et de verre, mais aussi les vernis, les mousses isolantes, les détergents, désinfectants, lingettes, insecticides, parfums d'intérieur, sprays assainissants, etc. D'abord considéré comme cancérigène possible pour l'homme, il a été ensuite classé comme « cancérigène certain » par le Centre international de recherche sur le cancer (CIRC).

Et, pour (ne pas) arranger les choses, le formaldéhyde appartient à l'immense famille des composés organiques volatils (COV), un ensemble de substances chimiques extrêmement variées qui, comme leur nom l'indique, possèdent en commun la propriété d'être volatiles. Et donc se répandent facilement dans l'atmosphère ambiante, celle des appartements notamment. C'est ainsi que les COV émis par les produits que nous utilisons au quotidien – matériaux, meubles, travaux de décoration, de bricolage, etc. – nous font respirer un air intérieur plus pollué que l'air extérieur.

Les bambins aussi

Personne n'est épargné par ce tourbillon noir, surtout pas les tout-petits. En 2009, l'Association Santé Environnement France a testé la qualité de l'air intérieur de neuf crèches françaises. Trois molécules étiquetées comme hautement préoccupantes – les phtalates, le benzène et le formaldéhyde – ont été analysées par un laboratoire scientifique. Résultat : les deux tiers des crèches présentaient des taux de benzène supérieurs au seuil de référence et la totalité affichait des taux de formaldéhyde supérieurs aux recommandations européennes sur la qualité de l'air. Quatre d'entre elles dépassaient même la valeur toxique de référence (10 $\mu g/m^3$ pendant un an). Seule bonne nouvelle : les taux de phtalates inhalés étaient rassurants.

Ces investigations et d'autres ont fini par interpeller les pouvoirs publics. En l'espace de quelques années, la qualité de l'air intérieur est devenue une préoccupation au plan national et européen. Isabella Annesi-Maesano pilote actuellement plusieurs études de dimension internationale destinées à mesurer l'impact de la qualité de l'air à différents stades de la vie : enfance, petite enfance et même chez des fœtus.

En France, on a fini par se rendre compte qu'on ne disposait en réalité d'aucune vision globale de la qualité de l'air intérieur dans les écoles. Les informations restent cantonnées à quelques indicateurs de pollution – formaldéhyde ou benzène –, mais la présence d'autres toxiques n'est pas mesurée alors qu'elle augmente les concentrations globales de polluants. C'est pourquoi, en 2012, les pouvoirs publics ont décidé d'ouvrir un vaste chantier. Une campagne, pilotée par l'Observatoire de la qualité de l'air (OQAI), inspectera l'air de trois cents écoles maternelles et élémentaires françaises, soit six cents salles de classe. Promis, juré, rien ne sera laissé au hasard. Non seulement on analysera l'air respiré, mais aussi les poussières déposées au sol que les enfants peuvent ingérer, les phtalates[1] et autres particules fines, métaux, allergènes, ainsi que de nombreuses substances chimiques, agents biologiques, etc. Les résultats de cette étude seront connus en 2016.

Le diable étant dans les détails, on a inclus jusqu'à l'impact possible des fournitures scolaires et produits d'entretien sur la qualité de l'air intérieur des classes. Car, d'une part, la forte concentration de formaldéhyde a été reliée à l'utilisation des colles, feutres ou encore des solvants pour nettoyer les tableaux. D'autre part, 5 % des classes seulement sont équipées d'un système de ventilation. La responsable de l'OQAI, Séverine Kircher, constatait ainsi que « par souci d'économie, de confort thermique ou bruit extérieur, l'hiver, les fenêtres restent trop souvent fermées ».

Plus globalement, l'effet-cocktail se trouve au cœur des interrogations des médecins. Autrement dit, quel peut être l'impact sur la santé de nos bambins de ces polluants qui se mélangent entre eux, voire se potentialisent ? Dans une étude menée chez 1 414 enfants de trente classes de Shanghai, on a observé des relations significatives entre la présence de moisissures, de concentration en CO_2 et en dioxyde d'azote (NO_2), avec de l'asthme et des symptômes d'atteintes respiratoires.

1. Les phtalates sont des produits chimiques perturbateurs endocriniens qui se retrouvent un peu partout dans notre vie quotidienne, comme dans des emballages alimentaires plastique, rideaux de douche, produits de soins, solvants pour vernis, revêtements de sol en vinyle, mais également des médicaments.

En France, sept millions d'enfants sont confinés pendant des heures entières dans leurs salles de classe et ainsi exposés à plusieurs polluants, émis du mobilier, des produits d'entretien ou des fournitures scolaires fréquemment utilisées. La pollution de l'air intérieur peut provoquer chez eux des problèmes de santé à court et à long terme. Non seulement des allergies, mais aussi des maux de tête, de la fatigue, des vertiges ou encore des nausées. Leur rendement scolaire s'en trouve affecté. Difficile de se concentrer quand on a du mal à respirer ou à cause de démangeaisons provoquées par de l'eczéma ? Ajoutons que l'asthme est devenu l'une des principales causes d'absentéisme à l'école. Ce n'est sans doute pas un hasard !

À la maison, c'est pire encore

En 2010, histoire d'aiguillonner des pouvoirs publics inertes, l'UFC-Que Choisir décida de tester la qualité de l'air des logements de trente-cinq députés et sénateurs, incluant celui de Chantal Jouanno, à l'époque secrétaire d'État à l'Écologie. Le résultat fut, si l'on peut dire, à la hauteur des espérances. Dans la totalité des prélèvements, on détecta la présence de benzène, substance cancérigène présente dans les peintures, encres, matières plastiques ou détergents, ainsi que du formaldéhyde, du trichloréthylène et d'autres substances peu respirables. Dans 78 % des cas, les valeurs dépassaient celles recommandées par le Haut Conseil de santé publique. Aucun logement ou bureau n'échappa au douloureux constat.

L'initiative de Que Choisir s'expliquait en partie par le fait qu'une double balise de détresse, envoyée dix ans plus tôt, s'était perdue dans les méandres administratifs. En 2001, en effet, le Centre scientifique et technique du bâtiment (CSTB) avait comparé la qualité de l'air intérieur et extérieur à Paris, ainsi qu'en zone rurale. Première découverte de taille, l'air intérieur d'un logement parisien était cinq fois plus chargé en composés organiques volatils qu'au-dehors. Deuxième découverte : en zone rurale, l'écart était amplifié puisqu'on trouvait 1 164 $\mu g/m^3$ (microgramme par mètre cube) au-dedans, pour 120 à l'extérieur ! Renversant !

Dans la foulée, on mena une étude d'envergure – portant cette fois sur neuf cents logements – qui confirma les premiers résultats. Au total, plus de la moitié des habitations (54 %) dépassaient le seuil pourtant peu sévère de 300 $\mu g/m^3$ de composés organiques volatils (COV). Quant au formaldéhyde, ce gaz irritant et allergisant, on en a trouvé dans 90 % des logements. Pas moins ! Les teneurs relevées dans l'air dépassaient donc largement le seuil de 10 $\mu g/m^3$ retenu par l'Organisation mondiale de la santé (OMS) pour les personnes sensibles, embryons, femmes enceintes, personnes âgées et enfants en bas âge.

Que Choisir fit le même constat, en 2006, en analysant une série de douze commodes pour chambre d'enfants vendues par les plus grandes enseignes. Certains taux atteignaient 67 $\mu g/m^3$, bien loin donc du seuil protecteur préconisé par l'OMS chez les enfants, en raison du fort pouvoir allergisant du formaldéhyde à l'origine d'irritation des yeux, du nez, de la gorge et de la peau (dermite, eczéma et urticaire), larmoiements, éternuements, toux, rhinite, asthme…

Fumée de tabac

Les commodes ne sont pas les seules sources de formaldéhyde dans une maison. Il faut y ajouter l'ensemble des meubles en bois aggloméré qui utilisent des colles thermodurcissables à base de formol. S'y ajoutent les produits cités plus haut, parmi lesquels le plus tenace et peut-être le plus méconnu : la fumée de tabac.

On pense souvent qu'une fois le nuage de fumée dissipé, les risques pour la santé s'envolent eux aussi. Grave erreur ! Pour s'en convaincre, écoutons les explications du professeur Bertrand Dautzenberg, président de l'Office français de prévention du tabagisme : « Les résidus de la fumée constituent une pollution par des particules très fines. Plus de la moitié de leur masse est contenue dans des nanoparticules, des particules de moins de 100 microns de diamètre. Celles-ci restent longuement en suspension dans l'air puis se déposent en couches de poussière sur toutes les surfaces de l'habitation, meubles, vitres, mais aussi moquette sur laquelle jouent les enfants. Murs peints ou sols lisses offrent une faible surface, tandis que moquettes et rideaux ont une surface jusqu'à mille fois supérieure à leur taille du fait de leur structure, multipliant la quantité de nanoparticules de fumée déposée. Ainsi, lors de la moindre vibration, ces dépôts sont prêts à se remettre en suspension dans l'air, créant ainsi un tabagisme ultra-passif. »

Selon l'OMS, le tabagisme passif représente la source la plus fréquente de la pollution domestique et la plus dangereuse, du fait du temps important que nous passons dans les habitations. La durée et l'exposition à la fumée de cigarette jouent un rôle déterminant dans les risques d'augmentation du cancer, aggravation des crises d'asthme, de bronchites, de rhinopharyngites, d'otites.

Il y a pire encore, puisque l'étude menée en 2013 par le Laboratoire d'hygiène de la Ville de Paris (LHVP), à la demande de l'enseigne Midas, a montré qu'il fait moins bon respirer dans sa voiture que dans son propre logement ou même dans l'air pollué des villes. Car, en plus du benzène et du dioxyde d'azote aspirés de l'extérieur par la ventilation des véhicules, les automobilistes sont exposés à toute une série de polluants d'origine interne, d'autant plus intenses que les véhicules sont flambant neufs. Et, contrairement à une idée répandue, la fumée ne s'évapore pas comme par enchantement en ouvrant les fenêtres. Au contraire, les particules fines émises par la combustion des cigarettes vont imprégner les sièges des voitures pendant de longs mois.

Pour mener à bien son étude, le laboratoire a examiné une flotte de cinquante-sept véhicules, la plupart neufs ou très récents. Dans plus de 40 % des cas, la valeur dite « de confort », c'est-à-dire pas plus de 300 $\mu g/m^3$ en composés organiques volatils (COV) était dépassée. Or, au-delà de ce seuil, on estime que les COV peuvent être source d'irritations diverses de la peau et des muqueuses, et provoquer des difficultés respiratoires. Autre donnée troublante : dans près d'un cas sur quatre, la valeur guide de formaldéhyde – 10 $\mu g/m^3$ – était également franchie. Fumer en voiture entraîne un taux de pollution par les particules trois fois supérieur au taux maximum préconisé par l'OMS. Plusieurs pays européens ont déjà interdit la cigarette dans les voitures, la France étant en retard dans ce domaine. Le 26 septembre 2014, la ministre de la Santé a, dans le dernier plan de lutte contre le tabagisme passif, interdit de fumer dans les voitures en présence d'enfants de moins de douze ans.

Dans la plupart des pays industrialisés, enfants et adultes passent entre 70 et 90 % de leur temps dans des espaces clos, logements, transports, écoles ou bureaux. Pour protéger la population, en particulier les personnes les plus fragiles, les enfants notamment, l'OMS a édicté des valeurs guides en formaldéhyde et composés organiques volatils. Personne ne devrait être exposé à une concentration de formaldéhyde supérieure à 100 µg/m^3 (au maximum pendant deux heures). C'est en effet au-delà de ce seuil que les irritations augmentent de façon significative chez les personnes en bonne santé.

Effet-cocktail

L'Agence nationale de sécurité sanitaire de l'alimentation, de l'environnement et du travail (ANSES) considère que la qualité de l'air intérieur est mauvaise lorsqu'il contient une à plusieurs substances de cette liste : formaldéhyde, benzène, trichloréthylène, tétrachloréthylène, particules fines, acide cyanhydrique. Nous l'avons vu, les sources de cette pollution peuvent provenir des produits chimiques contenus dans les matériaux de construction, le mobilier, mais aussi des acariens, des champignons, des moisissures, du tabac, des cosmétiques, etc. Les muqueuses nasales, oculaires, bronchiques se trouvent en contact avec ces éléments présents dans l'air que nous respirons. Leur présence simultanée potentialise l'inflammation de nos muqueuses. Celles-ci deviennent alors beaucoup plus réceptives à toute agression extérieure : virus, bactéries, et bien entendu allergènes, par exemple les acariens ou les animaux.

Pour la collectivité, l'addition liée à la pollution domestique est lourde. Au plan sanitaire, elle entraîne de nombreuses pathologies, parmi lesquelles cancers du poumon, de la plèvre, et l'asthme qui touche 3,5 millions de personnes. L'ANSES évalue les pertes humaines à vingt mille décès par an en France. Dans le monde, l'OMS situait à 4,3 millions de décès annuels les pertes liées à la pollution domestique, contre 3,7 millions attribués à la pollution atmosphérique.

Au plan financier, on estime que le coût global – traitements médicaux, perte de productivité des salariés victimes et coût pour les finances publiques en termes de recherche et de remboursement – se situe autour de 20 milliards d'euros annuels. Les responsables politiques en ont pris conscience, semble-t-il. Le plan gouvernemental sur la qualité de l'air intérieur d'octobre 2013 prévoit des actions à court, moyen et long terme afin d'améliorer la qualité de l'air dans les espaces clos.

Respirer un air plus pur ! Vraiment ?

C'est bien naturel, si l'on peut dire : pour chasser l'ennemi intérieur du logis, on a tendance à se ruer sur les sprays, les plantes ou les purificateurs supposés nettoyer l'air d'un coup de baguette magique. Des produits bio, bien sûr ! Mieux, si possible des huiles essentielles.

Le marché est en plein boom. Il suffit de placer les mots *bio* ou *naturel* sur un coin d'étiquette ou encore d'accoler *huiles* et *essentielles* pour délier les bourses les plus récalcitrantes. Les fabricants rivalisent d'ingéniosité pour y parvenir. En marge de ces opportunistes, la marque Puressentiel creuse depuis 2005 son sillon avec succès, faisant preuve – et ce n'est pas un reproche – d'un art consommé du marketing. Modeste, Puressentiel s'affiche sur de larges panneaux en pharmacie et dans les magazines comme « le meilleur des huiles essentielles et de la cosmétique bio et naturelle pour la santé, la beauté et le bien-être de tous » avec, en sus, « l'efficacité à l'état pur ». Que demander de plus ?

Son spray « assainissant aux quarante et une huiles essentielles » promet de faire « respirer un air plus pur » en chassant « les acariens, virus, germes, champignons, mauvaises odeurs » et donc, par voie de conséquence, « les sources d'allergies ». Merveilleux ! Il n'y a qu'un seul problème. Et il est de taille. Ces sprays – celui-là ou les autres –, bien loin de purifier l'air comme ils le prétendent, le chargent au contraire en composés organiques volatils (COV), dont le redoutable formaldéhyde. Blasphème ? L'Association scientifique des allergologues de l'ARCAA a déjà eu l'occasion de l'expliquer, les huiles essentielles ne dépolluent pas, mais « masquent » les odeurs. Le recours à ces huiles pour dépolluer l'air ambiant contribue en fait à le polluer davantage et risque d'accentuer les crises d'asthme et les rhinites.

Mis en cause par Que Choisir, Puressentiel a reconnu la présence de composés organiques volatils (COV) en grande quantité dans son spray mais, d'après la marque, étant « naturels [...], ils ne sauraient être assimilables aux COV de synthèse [solvants, émanations de pétrole] ». Un argument fallacieux selon les experts. Car, au moment de l'utilisation du spray, un COV a strictement les mêmes effets en termes d'impact sur la santé, qu'il ait été obtenu par un procédé de chimie de synthèse ou qu'il soit émis par un produit naturel. La seule différence porte sur l'impact environnemental du processus de fabrication, en général moindre avec les produits naturels.

Le coup de semonce adressé par Que Choisir n'a cependant pas freiné les ardeurs de Puressentiel, bien au contraire. L'entreprise propose également un spray « Sommeil détente » à base de douze huiles essentielles, efficace selon elle puisque validée par deux études scientifiques[1]. Cette fois, c'est du sérieux !

Nous avons cherché à en savoir plus. Sur son site, Puressentiel ne donne aucun détail sur la première de ces études, indiquant seulement des résultats. Parmi lesquels, une augmentation de 93 % de la forme pendant la journée. Remarquable ! On se demande bien pourquoi ce spray n'est pas obligatoire pour tous les Français qui dorment mal et ont le moral dans les chaussettes. *Pschitt*, *pschitt*, un coup de spray et hop ! L'économie repart. Mais d'où sortent ces résultats miraculeux ? Ce n'est pas dit. Du chapeau du service commercial, peut-être ?

La marque est plus loquace sur la seconde étude réalisée par le professeur grand spécialiste du sommeil, à Paris, pendant vingt et un jours chez cinquante volontaires souffrant d'un sommeil léger. Pour être estampillée « scientifique » et donc fiable et sérieuse, une étude doit répondre à des critères tels que réalisée en double aveugle contre placebo. Surprise ! Ce n'est pas le cas de ce travail. Quels auraient été les résultats, si une moitié des cobayes avaient utilisé – sans le savoir – un spray contenant un placebo et l'autre un spray Puressentiel ? C'est ce qu'il aurait fallu mesurer pour donner du crédit à cette étude, dont les conclusions sont pour le coup pour le moins douteuses voire… bidon. Sans compter les répercussions négatives sur la santé : risque de rhinite, d'asthme notamment. Faute d'avoir pu joindre directement la marque elle-même, nous avons cherché à interroger ce professeur. Injoignable au téléphone. Envoyez-lui un mail avec vos questions,

1. http://www.puressentiel.fr/fr/produits/stress-sommeil-detente/spray-aerien-12-huiles-essentielles

a suggéré son assistante. Ce qui fut fait dans la foulée[1]. Nous attendons toujours la réponse !

Mais alors, direz-vous, s'il y a tout lieu de se méfier des sprays – même naturels –, peut-on se rabattre vers les plantes dépolluantes qui, elles aussi, font un tabac auprès du grand public ? En 2010, l'Observatoire de la qualité de l'air intérieur (OQAI) publiait dans un de ses bulletins une étude complète sur le sujet, justifiée notamment par le fait que « le recours à certaines plantes pour améliorer la qualité de l'air intérieur fait actuellement l'objet d'une forte médiatisation et suscite une attente importante de la part du grand public ».

Plusieurs programmes de recherche français et étrangers ont montré que les plantes possédaient la faculté d'éliminer certains polluants présents dans l'air. Pour autant, concluait l'Observatoire, « dans un contexte de réelle exposition, les résultats montrent le plus souvent un rendement très faible au regard des niveaux de pollution rencontrés lorsque les plantes sont utilisées seules ». En l'état actuel des connaissances, encore limitées, « l'utilisation de plantes en pot n'apparaît pas efficace pour éliminer les polluants de l'air dans les espaces clos ».

L'Agence de l'environnement et de la maîtrise de l'énergie (ADEME) parvenait à la même conclusion : une efficacité quasi nulle et ce, même avec quatre jardinières par pièce. Par contre, elle soulignait des inconvénients bien réels, la terre des pots étant un véritable réservoir à

1. Mail adressé à ce professeur, le 17 novembre 2014. Questions posées : « Validez-vous le caractère scientifique de cette étude réalisée ni en double aveugle, ni contre placebo, et si oui sur quels critères ? Ou bien s'agit-il d'une initiative de la marque à laquelle vous ne souscrivez pas ? » « L'éthique médicale est-elle, selon vous, respectée dès lors qu'un médecin recommande ou s'associe à de la publicité en faveur de ce spray ? »

moisissures lesquelles peuvent provoquer allergies et irritations. De plus, dans le cas où l'entretien des plantes fait appel à des produits de traitement, on introduit des pesticides dans les logis. Nouvelle déception, donc.

Hélas, autant le dire d'emblée, les nouvelles ne sont pas fameuses non plus du côté des bougies parfumées, encens, désodorisants d'intérieur et autres aérosols destinés à purifier l'air. Outre l'inévitable formaldéhyde, on y trouve du benzène, du paradichlorobenzène, un irritant respiratoire, ainsi que du toluène, des produits particulièrement polluants et allergisants pour la peau ou les muqueuses. Sans compter leurs effets perturbateurs endocriniens et cancérigènes. Alors que faire ?

Bonnes nouvelles

D'abord se réjouir des bonnes nouvelles. Il en existe. La principale étant les mesures prises par le Grenelle de l'environnement 2. Depuis le 1er janvier 2012, les produits de construction et de décoration mis sur le marché doivent être munis d'une étiquette, laquelle devra indiquer « de manière simple et lisible le niveau d'émission du produit en polluants volatils ». Ce niveau d'émission est indiqué par une classe allant de A + = très faibles émissions à C = fortes émissions.

On applaudit, bien sûr, mais en apportant toutefois deux bémols. Première question : pourquoi les produits d'entretien et les désodorisants ont-ils été épargnés, alors qu'ils sont eux aussi toxiques ? La seconde : pourquoi le formaldéhyde, ennemi intérieur numéro un, est-il encore autorisé à raison de 10 $\mu g/m^3$ d'air en classe A +, et jusqu'à 60 en classe C ? Dans les faits, les enfants continueront à respirer des émanations de ce gaz irritant dans leurs chambres, avec toutes les conséquences que l'on a évoquées pour leur santé. La seule vraie valeur protectrice eût été celle qui s'applique au benzène à savoir : zéro. Regrettable.

Par ailleurs, d'autres mesures vont dans le bon sens. Ainsi, une nouvelle réglementation a rendu obligatoire une surveillance régulière de la qualité de l'air intérieur dans des établissements recevant du public : crèches, écoles, piscines, etc. Trois substances jugées prioritaires seront mesurées dans ces établissements : formaldéhyde, benzène, dioxyde de carbone (CO_2). Reste à savoir si les crédits vont suivre, ce dont certains doutent.

D'autre part, un effort est observé sur l'information des particuliers, émanant soit d'organismes publics tels que l'Observatoire de la qualité de l'air intérieur (OQAI) ou encore via des associations ou des ONG. Ainsi, le site mescoursespourlaplanète publie un quizz qui permet à des particuliers de mesurer la qualité de l'air intérieur. Il fourmille également d'informations utiles à la vie quotidienne.

Comment garantir la qualité de l'air intérieur des générations actuelles et futures ? Tel est l'immense défi qui est lancé aux entreprises innovantes. Certaines d'entre elles travaillent sur des instruments simples de mesure de la qualité de l'air et de certains polluants et allergènes. Un excellent moyen pour favoriser une prise de conscience, à condition d'arriver à une utilisation simple et à un coût accessible à tous. D'autres travaillent sur des matériaux non émetteurs de COV, des systèmes de ventilation plus efficaces, etc. Cependant, comme pour les véhicules diesel, on ne renouvellera pas le parc habitable avec ces nouvelles technologies en quelques années, il faudra des décennies. Retenons que le cap est donné. C'est déjà ça.

LES RECOS DES ALLERGOS

Privilégier des produits labellisés recommandés par les médecins allergologues

L'origine des labels vient de l'interrogation des patients allergiques, auprès de leurs médecins allergologues, sur la qualité et l'efficacité de produits, de matériaux, d'équipements supposés améliorer leur bien-être.

Cette démarche a été créée en 2008 par les médecins allergologues de l'ARCAA.

Elle approuve HQE-A (haute qualité environnementale pour allergiques) et labellise « Allergènes contrôlés » et « Air intérieur contrôlé » des produits, des équipements, des services, des habitacles et des espaces de vie, en constatant leur capacité à réduire de façon significative des concentrations d'allergènes et de COV.

Elle repose sur une expertise en allergologie et une caution médicale, et contribue à améliorer la vie de personnes souffrant d'allergies respiratoires et cutanées.

Ces labels s'adressent aux :

• **Entreprises** : approbation et labellisation de leurs produits ou services, afin de garantir aux personnes allergiques des produits ou services ayant la capacité de réduire des concentrations d'allergènes ou de COV de façon significative.

• **Médecins** : les informer, afin d'orienter leurs patients allergiques vers des solutions améliorant leur confort de vie et le traitement de leur maladie.

• **Grand public** : le sensibiliser sur le risque allergène croissant, l'encourager à modifier ses comportements et lui recommander des produits sans allergènes et sans COV.

Les produits labellisés

– Les quarante-quatre produits de l'Arbre vert

Les familles : vaisselle, entretien ménager et lessive ont été approuvés HQE-A (haute qualité environnementale pour allergiques) et labellisés « Allergènes contrôlés » en premium, millésime 2013.

– Purificateur d'air à base de photocatalyse

Le MC 70 L de chez Daikin – purificateur d'air à base de photocatalyse – a été approuvé HQE-A (haute qualité environnementale pour allergiques) et labellisé « Air intérieur contrôlé » en notation standard, millésime 2012.

Mesure de la qualité de son air intérieur

Daily Diag, une jeune société française, commercialise depuis 2013 avec Leroy Merlin des kits pour diagnostiquer la qualité de l'air respiré par les particuliers dans leur appartement, chambres d'enfants, cuisines, etc. La technologie est adaptée de l'Allemand Dräger Safety ; les boîtes, vendues entre 20 et

40 euros, cherchent à démocratiser les instruments utilisés par le réseau de conseillers médicaux en environnement intérieur (CMEI). Ils mesurent le formaldéhyde, les acariens ou le benzène.

Peintures qui dépolluent l'air

ONIP est le premier fabricant français de peinture dont 90 % des produits intérieurs sont certifiés Ecolabel européen ou NF environnement. Aujourd'hui, il va beaucoup plus loin en lançant la première gamme de peintures capables d'assainir l'air intérieur en captant et en détruisant le formaldéhyde présent dans l'air intérieur, cela grâce à sa technologie révolutionnaire Clean'R. Le principe actif Clean'R intégré aux peintures Label Onip, capte et élimine en quelques heures (entre quatre et six heures) les molécules de formaldéhyde, pour les transformer en vapeur d'eau (de quantité infinitésimale), et cela durablement, avec une efficacité prouvée allant de sept à vingt ans, selon les finitions choisies.

Prudence toutefois, l'entreprise a refusé de communiquer aux médecins de l'ARCAA les études qui attestent des résultats obtenus. Au motif qu'il s'agit de secret de fabrication. Le doute est donc permis. Et dans le doute…

Voir également la gamme de peintures proposée par Tollens.

Chambres d'hôtels pour les allergiques

AC pour « Allergènes contrôlés ». Les médecins de l'ARCCA ont créé ce label à destination des hôteliers.

Ce nouveau référentiel sera mis en place dans les chambres d'hôtel afin de confirmer la qualité de l'air intérieur et la promesse du « bien-dormir ». Il est très intéressant de pouvoir mettre en place ce genre de référentiel pour ne pas laisser un pan de la qualité de l'air échapper au classement des hôtels. Combien de personnes ont déjà été sujettes à des allergies, dans des endroits qui ne leur étaient pas familiers ? Tel est le cas dans des hôtels qui peuvent quelquefois réserver aux clients de mauvaises surprises. Des oreillers en plumes en passant par les tapis ou les rideaux remplis d'acariens, il est important de se prémunir contre les différentes sources allergènes. Ce référentiel vient combler des lacunes, notamment l'absence en France de certifications de qualité de l'air intérieur des chambres d'hôtel validée par un organisme de professionnels indépendants. Il permet aussi aux personnes victimes d'allergies récurrentes et fortes de connaître les lieux de repos qui offrent un air intérieur contrôlé et un service de « bien-dormir ». Enfin, ce label a pour vocation de soutenir les hôteliers qui s'attachent à mettre la qualité de l'air au cœur de leurs problématiques.

Housses anti-acariens

L'utilisation de housses anti-acariens, enveloppant matelas, oreillers ou couettes, permet de limiter les contacts entre la personne allergique et les acariens. Ces housses sont lavables en machine à 60 °C. Quelques sociétés – dont Dyn'r, l'une des plus réputées en France – commercialisent des produits de bonne qualité, à l'efficacité reconnue. Pour Édouard Tournant, son directeur commercial : « Les housses sont une des clés parmi un ensemble de mesures qui permettent de résoudre le problème de l'allergie. Tout commence par une hygiène de la pièce, en premier lieu l'aération. Ensuite, enlever les moquettes, les rideaux et ce qui peut retenir les poussières. » Il ajoute : « La première nécessité est d'acheter une taie d'oreiller, car la tête est posée sur l'oreiller et donc en contact direct avec les voies respiratoires, ensuite la housse de matelas – celui-ci étant un nid aux déjections d'acariens. »

Attention ! Bien distinguer les housses qu'on trouve en grande surface et qui sont traitées chimiquement – passées trois fois à la machine, il ne reste plus rien – des housses médicales. Édouard Tournant précise que ses housses sont fabriquées en Evolon® 100PS, textile en microfilaments de haute technologie, et ne subissent aucun traitement chimique. Ce tissu a d'ailleurs été récompensé en 2008 par le label de qualité de la Fondation européenne pour la recherche sur les allergies (ECARF).

Conseils pratiques pour l'entretien de la maison

Aération : indispensable avant 9 heures le matin, ou après 20 heures le soir, pendant environ vingt minutes.

La température : trop élevée, elle favorise le développement de moisissures et d'acariens, d'autant plus si le logement n'est pas aéré. Les autorités demandent de faire des économies d'énergie, cela entraîne une faible aération des locaux. Par ailleurs également, pour faire des économies d'énergie et financières, il faudrait diminuer la température intérieure des logements, mais pour les chauffages collectifs, ce n'est pas possible. Individuellement, il faudrait exiger une obligation légale de température maximale dans les immeubles de travail ou les habitations. Il n'est pas normal de rencontrer aujourd'hui des personnes qui vivent dans des appartements dans lesquels la température atteint 26 °C l'hiver, sans pouvoir la régler.

La diminution de l'humidité: maintenir l'hygrométrie inférieure à 50 %; ne pas sécher le linge à l'intérieur; ne pas boucher les aérations; colmater les fuites d'eau; mettre les sorties de sèche-linge à l'extérieur; ventiler au maximum les pièces humides; éviter les plantes vertes en trop grande quantité et celles qui nécessitent des arrosages fréquents; chauffer toutes les pièces en hiver.

Lutter contre les moisissures

Dans l'urgence, les moisissures de surface s'enlèvent à l'eau de Javel. Dans la durée, il faut limiter les risques de condensation par son comportement au quotidien.

Aérer chaque fois qu'une activité dégage de la vapeur d'eau, juste après la douche ou le bain, et pendant qu'on cuisine. Éviter d'étendre le linge dans les pièces humides, préférer l'extérieur quand c'est possible ou le sèche-linge.

Entretenir la ventilation. Si c'est une VMC, les entrées d'air et les bouches d'extraction doivent être nettoyées régulièrement. Pour vérifier qu'elle fonctionne, approchez une feuille de papier de la bouche d'extraction, elle doit l'attirer. Si ce sont des grilles hautes et basses, il faut veiller à les laisser dégagées.

Chauffer régulièrement sans surchauffer. Chauffer car l'air froid sature plus vite que l'air chaud ; ne pas surchauffer car plus l'écart est important entre la température de l'air ambiant et celle des murs, plus la vapeur d'eau condense sur les parois. Dans certains cas, l'humidité excessive peut provenir d'infiltrations ou de remontées capillaires, il faut alors traiter le bâti.

Les produits ménagers

Dans une étude portant sur les produits ménagers et la qualité de l'air intérieur, le CSTB (Centre scientifique et technique du bâtiment) et l'INERIS (Institut national de l'environnement industriel et des risques) ont testé cinquante-quatre produits ménagers grand public, des multi-usages et des nettoyants spécifiques. Poudres, crèmes, produits à diluer, lingettes, grandes marques, marques de distributeurs, marques vertes, l'ensemble du marché est représenté.

Les premiers travaux ont été effectués dans un laboratoire. Le formaldéhyde est le premier polluant retrouvé dans 91 % des cas. Vient ensuite le d-limonène, dans 43 % des cas. La seconde partie du test s'est déroulée dans une maison expérimentale permettant de reproduire les conditions réelles d'utilisation des vingt produits les plus agressifs. Les résultats de l'étude mettent en évidence que leur utilisation entraîne une augmentation dans l'air intérieur de la concentration en COV, associée dans la majorité des cas à celle des aldéhydes. D'autre part, ces travaux permettent de mettre en évidence que les polluants réagissent avec l'ozone présent dans l'air, provoquant ainsi la formation d'autres polluants secondaires, parmi lesquels nous retrouvons des formaldéhydes et des particules fines dont la spécificité est de pénétrer profondément dans les petites bronches pour atteindre les alvéoles pulmonaires. Les conclusions de cette étude précisent que les mesures effectuées dans des conditions réelles, au sein de la maison expérimentale, mettent en avant une pollution réelle supérieure à celle observée lors des analyses effectuées en laboratoire.

Que faire ?

Limiter le nombre de produits ménagers au strict nécessaire et aérer quand on nettoie. Se passer des produits d'entretien parfumés, des désodorisants en tout genre. Ils émettent des terpènes qui sont employés comme parfums. Beaucoup sont irritants ou allergisants. Utiliser un chiffon légèrement humidifié, plutôt que la bombe dépoussiérante ou les lingettes parfumées.

Passer l'aspirateur de façon régulière, puis la serpillière humide sur les sols lisses. Renoncer à employer les produits qui émettent des substances nocives lors des analyses en laboratoire car, à domicile, ça risque d'être pire. Aérer très généreusement quand on bricole et pendant plusieurs jours, voire plusieurs semaines, après des travaux ou l'installation d'un meuble neuf.

La VMC ou ventilation mécanique contrôlée

Ventilation: indispensable, elle devrait équiper tous les locaux, fonctionner en continu et être entretenue de façon régulière.

Différents systèmes de ventilation sont proposés pour équiper les habitations et les locaux professionnels.

Simple flux: l'air vicié est extrait des **pièces humides** (cuisine, salle de bains, WC et cellier) par des bouches reliées au groupe. L'air neuf pénètre par des entrées d'air placées au-dessus des fenêtres des chambres et du séjour. Le coût d'une installation varie de 400 à 700 euros.

Double flux: contrairement à un système de VMC simple flux, le double flux ne nécessite pas l'installation d'entrées d'air au-dessus de vos fenêtres. Le double flux va prendre l'air neuf à l'extérieur, l'épurer grâce à ses filtres haute efficacité, puis l'insuffler dans les pièces de vie de votre logement par le biais de diffuseurs.

Il va également, comme une VMC traditionnelle, extraire l'air vicié des pièces « polluées », comme la cuisine, la salle de bains ou les WC.

Au centre de la VMC double flux se trouve un échangeur thermique où ces deux flux d'air vont se croiser. Le double flux va ainsi récupérer l'énergie des calories présentes dans l'air vicié puis les diffuser dans l'air neuf filtré, et donc dans votre logement.

Elle permet une certaine économie d'énergie, de l'ordre de 20 %. En revanche, son coût est plus élevé: entre 2000 et 3500 euros.

La VMI ou ventilation mécanique par insufflation

C'est un système plus sophistiqué qui insuffle de l'air extérieur préalablement filtré et réchauffé en un seul endroit de l'habitation, cela permet de créer une légère surpression qui fait évacuer l'air vicié. Elle permet également de faire des économies d'énergie. Son coût est similaire à celui d'une VMC double flux, environ 3 000 euros.

Précautions à prendre vis-à-vis des animaux domestiques

Les animaux domestiques

Les animaux domestiques peuvent être impliqués dans les allergies, le chat plus souvent que le chien. Rappelons que les allergènes de chat contenus dans leur salive et leurs urines peuvent être à l'origine de violentes crises d'asthme. L'effet-cocktail des polluants intérieurs, comme les COV et ces allergènes, amplifie le risque de voir apparaître davantage de manifestations allergiques.

Que faire ?

Interdire l'accès des chambres à l'animal. Le brosser dehors. Le shampouiner de temps en temps, ou passer un gant humide sur son pelage s'il s'agit d'un chat. Mettre sa litière dans la cuisine, sur le balcon ou dans un jardin et, bien sûr, aérer et passez l'aspirateur le plus souvent possible. Rappelons que les animaux non allergisants n'existent pas et qu'il est illusoire de croire certaines publicités, ou les avis de certains professionnels pouvant vous influencer à acheter des animaux qui ne provoqueraient pas d'allergies.

Attention à l'appellation mensongère « chats ou chiens hypoallergéniques ». Cela n'existe pas. Certains professionnels ou sites internet proposent à des personnes crédules d'acheter tel type de chat ou de chien, pas ou peu allergisant. D'autre part, demander de passer quelques jours avec un animal afin de s'assurer qu'on n'y est pas allergique est illusoire. Il se peut qu'aucune réaction ne survienne à ce moment-là, mais qu'elle apparaisse des mois, voire des années, plus tard, un asthme par exemple.

Comment lutter contre les acariens

Les acariens

Les acariens, qui sont en cause pour près de 50 % des manifestations allergiques, même davantage dans certaines régions, se développent, comme nous l'avons vu, à l'intérieur des habitations, dans la literie, les rideaux, les peluches, les canapés, les tapis, les moquettes. Les manifestations qu'ils provoquent sont également amplifiées par la présence des polluants domestiques comme le formaldéhyde ou les COV.

Le scandale des produits anti-acariens : la mise en avant de la publicité totalement mensongère de tous ces produits désinfectants, assainissants, antibactériens, anti-acariens, etc., trompe trop souvent les consommateurs. De nombreux produits sont proposés, en particulier sur le Net, pour « détruire » les acariens, leurs œufs...

Certains sont à base de pyrèthres naturels (extraits de plantes de la famille des astéracées) et vendus alors sous une appellation « bio » ou « écologique », mais la plupart ne donnent pas la composition exacte. Les indications se contentent de données non vérifiables – « détruit 100 % des acariens », « naturel », « testé par un laboratoire indépendant »...

Les fabricants mettent en avant leur composition à base d'huiles essentielles naturelles. Aucune de ces affirmations n'est vérifiable par le consommateur. D'autres sont à base de pyréthrine, extraite des pyrèthres, d'autres à base de produits chimiques insecticides. Tous ces produits ont des vertus insecticides, certes, mais sont également toxiques pour les muqueuses oculaires, nasales, respiratoires.

De plus, les acariens ayant un cycle de vie de quarante-deux jours, la nécessité de traiter toutes les sources d'acariens impose de manipuler ces produits avec précaution. Par ailleurs, les acariens vivent partout, dans les matelas, oreillers, tapis, couvertures..., et les acaricides ne peuvent les détruire tous.

Nous savons que les allergènes d'acariens sont retrouvés dans les déjections des acariens et dans les carapaces des acariens, morts ou vivants. L'utilité des acaricides pour améliorer les symptômes de l'allergie reste à démontrer.

De toute façon, les mesures doivent être globales et nous conseillons plus des mesures « physiques » – housses médicales validées, aspiration avec filtre HEPA, aération, diminution de la température et de l'hygrométrie, lavage du linge régulier – que les acaricides.

Comment éviter d'être exposé au formaldéhyde et aux polluants ?

Utiliser des produits de construction dont les émissions de polluants sont les plus faibles possibles (voir normes), des produits d'entretien écologiques et au mieux sans allergènes (Arbre vert), bannir la cigarette à l'intérieur, de même que les produits parfumés à combustion (bougies, encens) ou en aérosols désodorisants, les huiles essentielles.

- Aérer régulièrement, au minimum trente minutes, à toutes les saisons de l'année, hiver comme été.
- Préférer le bois naturel au bois aggloméré.
- Utiliser des peintures à faible teneur en COV (composés organiques volatils).
- Préférer les produits fabriqués avec des colles qui ne contiennent pas de formaldéhyde.
- Éviter les peintures à base de formaldéhyde.
- Changer ses habitudes et éviter d'acheter trop de produits pas toujours nécessaires et sources de pollution domestique.
- Si vous effectuez des travaux, porter un masque et des gants jetables.
- Ne pas faire tourner de moteurs dans des zones trop proches de l'habitation.
- Entretenir son habitation.
- Entretenir les appareils à combustion.
- Vérifier les tuyaux de raccord.
- Nettoyer les grilles et les bouches d'aération une fois par an.

- Ramoner les conduits de cheminée une fois par an.
- Boucher les trous présents dans le mobilier.
- Contrôler le taux d'humidité, car un taux élevé facilite la libération plus rapide du formaldéhyde dans l'air.
- Vérifier le taux d'hygrométrie : une humidité élevée aggrave la concentration des polluants ; le degré d'hygrométrie ne doit pas dépasser 40 à 45 %.
- Ne pas trop chauffer : éviter une température trop élevée (19 à 20 °C au maximum).
- Ne pas fumer à l'intérieur des habitations.
- Interdire la publicité pour les produits polluants.

7

GLUTEN-FREE, LE DERNIER ATTRAPE-BOBO ?

Bonne nouvelle pour les super-condriaques, on connaît maintenant l'origine de leur mal. Mauvaise nouvelle pour ceux qui souffrent de la maladie cœliaque : ils sont sans doute plus nombreux qu'on ne le pensait. Dans les deux cas, le même coupable : le gluten. Comment distinguer le vrai du faux ?

Depuis qu'en 2011 le tennisman Novak Djokovic a fait son *coming out* alimentaire devant le monde entier, des millions de gens se plaignent d'un mal nouveau : l'intolérance au gluten. L'année précédente, il s'est écroulé en quart de finale de l'Open d'Australie, face à Jo-Wilfried Tsonga. Épuisé, vidé, victime de vertiges et de problèmes respiratoires, « le corps brisé », écrira-t-il dans son livre *Service gagnant*[1]. Précisant : « Heureusement, la fin est arrivée très vite, comme une exécution. »

En bout de course, le champion menace de dévisser. Par chance survient un homme providentiel, sous la forme du docteur Igor Cetojevic, Serbe également, qui devant son téléviseur porte immédiatement son diagnostic : « Djoko souffrait d'une intolérance au blé

1. Robert Laffont, 2014.

et aux produits laitiers, qui provoque défaillances physiques et mentales. » Très gênant pour un athlète peu regardant sur son alimentation et dont les parents tenaient une pizzeria.

Du blé dans le contrat

Pour être un peu technique, le gluten c'est la fraction protéique insoluble des grains de céréales, comme le blé, le seigle, et l'orge. Il est composé de deux protéines : la gluténine et la gliadine. Son nom provient du latin *gluten* qui signifie « glu », « colle ». Se priver de gluten, c'est donc dire adieu au pain, aux pâtes, à la pizza... Cetojevic convainc pourtant son poulain de suivre ce régime drastique et devinez quoi : non seulement il se sent métamorphosé, se met à gagner des tournois à la pelle mais, en plus, il signe un contrat – doré comme des lingots de blé – avec la maison Gerblé, pour promouvoir ses produits. Le hasard fait bien les choses.

Ça marche au-delà des espérances. Quelques starlettes d'Hollywood embrassent la cause, après s'être soudain découvertes « très sensibles au gluten ». Dans les magazines, on a droit à longueur de colonnes à des révélations fracassantes et précieuses sur leur transit, leurs douleurs abdominales, la constipation qui les mine, etc. Une vraie logorrhée. La boule est lancée. Le concept d'« hypersensibilité au gluten » fait florès. Pour ratisser bien large, on en pond un autre dans la foulée : celui de « sensibilité au gluten non cœliaque ». Comprenez : « Vous n'êtes pas malade, mais comme vous vous plaignez, c'est comme si vous l'étiez, il faut prendre ça au sérieux, on ne laissera personne sur le bord de la route. » Nommer le mal, c'est presque l'exorciser.

Plébiscite ! Les malades, ou supposés tels, pullulent. Aux États-Unis, selon une enquête Nielsen, près de 11 millions d'Américains consomment aujourd'hui des menus sans gluten. Les ventes devraient tutoyer les 15 milliards de dollars en 2016. En France, Auchan, les pâtes Barilla et même Fleury-Michon concoctent des produits sur mesure. Le marché a été multiplié par trois depuis 2008. Certains sont prêts à payer très cher pour des ingrédients et repas sans gluten. Les mêmes sans doute que les « sans sel », les « sans sucre », « sans matière grasse ». Pour beaucoup, ceux qui voient le diable dans la nourriture occidentale et plus largement la société industrielle. Le docteur Sophie Caravelli les appelle les « Galacs ». Pour intolérants au gluten, phobiques de l'alu donc pas de vaccination, y compris pour les enfants, rétifs à tout produit contenant du lactose.

Pourtant, selon *Prescrire*, la revue médicale de référence, qui se fonde sur des études anglaises contrôlées par le redoutable NICE[1], « l'intolérance au lactose n'est pas plus fréquente chez les patients ayant des troubles intestinaux récurrents que dans la population générale. De même, la fréquence des maladies inflammatoires intestinales, des cancers colorectaux, des infections gastro-intestinales…, n'apparaît pas plus élevée parmi ces patients que dans la population générale ».

Qu'à cela ne tienne. Certains se lancent à corps perdu dans des régimes draconiens, mettant ainsi en péril leur santé. « Assez souvent, les patients rapportent leurs troubles fonctionnels intestinaux à certains produits alimentaires, précise encore *Prescrire*. Les aliments riches en fibres, en lait et certains produits laitiers, le café, le fructose, le sorbitol, les boissons alcoolisées ou pétillantes. Des

1. National Institute for Health and Care Excellence.

restrictions alimentaires spontanées, parfois très larges, exposent à un risque de carence en vitamines et en fibres. »

Corinne Peirano, diététicienne et nutritionniste, le constate : « Lorsqu'on se met au régime sans gluten, on se sent mieux, mais l'absence de gluten n'y est pas pour quelque chose. Comme le regard sur l'assiette change, on améliore son contenu, on mange plus diversifié, plus de végétaux, moins de glucides qui fermentent, moins de cochonneries aussi. » Elle reçoit des patients qui consultent pour un manque de dynamisme, un transit ralenti, après avoir arrêté le tout-gluten[1]. S'imaginant être hypersensibles sans s'être vu prescrire le moindre examen fiable au préalable.

Une vraie maladie

« La nouveauté, c'est vieux comme le monde », répétait Jacques Prévert, un sourire au coin de l'œil. Excepté pour les malades, aucune étude scientifique ne confirme l'intérêt de manger sans gluten. La mode va certainement tourner. Pourtant, revers de la médaille, il existe bel et bien une maladie rare – la maladie cœliaque – qui peut survenir à n'importe quel âge et entraîner une altération de l'intestin grêle. On estime qu'elle affecte environ 1 % de la population et provoque essentiellement des troubles digestifs. Il faut la rechercher chez les enfants présentant douleurs, diarrhées et cassure de la courbe de poids ; chez l'adulte présentant douleurs digestives, diarrhées, perte de poids, fatigue inexpliquée, en raison de carences vitaminiques.

1. « + Mince + Belle + Intelligente… Tout ça sans gluten ? », Excellente enquête dans *Grazia* du 19 septembre 2014, par Julie Lasterade.

Ne perdons pas de vue que, sur le plan scientifique, intolérance et allergie alimentaires sont deux choses bien distinctes. L'allergie est un mécanisme immunologique anormal qui fait intervenir des anticorps, les IgE ou immunoglobulines E, et un antigène, ce qui a pour conséquence des réactions inflammatoires. L'allergie au blé se manifeste par des symptômes immédiats (entre trente minutes et deux heures après l'ingestion) : urticaire, œdème, difficultés respiratoires, voire crise d'asthme. C'est une allergie rare ; la gliadine, l'oméga 5 gliadine et la protéine de transfert lipidique (ou Tri a 14) sont alors les marqueurs d'allergie sévère et persistante au blé.

Une autre manifestation, encore plus rare, nécessite la consommation de blé et un effort physique pour déclencher les manifestations allergiques qui sont souvent plus graves, pouvant aller jusqu'au choc anaphylactique, c'est l'allergie au blé induite par l'exercice (AIE). Les IgE sont alors positives pour la gliadine et l'oméga 5 gliadine. Cette pathologie doit être vraiment prise très au sérieux, car elle peut mettre la vie en danger.

Diagnostic

Comment savoir si l'on souffre de maladie cœliaque – caractérisée par une altération de la muqueuse du duodénum – ou non ? Devant les symptômes évoqués plus haut, on pratiquera une prise de sang à la recherche d'anticorps : les Ac antitransglutaminases tissulaires. Si le test est positif, le diagnostic d'intolérance est posé. Il peut être confirmé par des biopsies du duodénum, à la recherche d'une atrophie villositaire. Le régime sans gluten strict permet de voir s'abaisser rapidement les Ac antitransglutaminases Ig A.

Pour le docteur Nadine Cerf-Bensussan, directeur de recherche à l'Inserm et des unités « Immunité intestinale » à l'institut Imagine et à l'université Paris-Descartes, « la maladie cœliaque est probablement la première maladie humaine liée aux changements de l'environnement par le progrès humain, la domestication et la culture des céréales, il y a dix mille ans dans le croissant fertile ». Sa première description clinique est ancienne. Elle remonte au IIe siècle apr. J.-C., à Rome. Aretaeus de Cappadoce, un médecin, reconnaît l'origine digestive des symptômes et lui donne le nom de « passion cœliaque », *coeliakos* voulant dire « creux » ou « tube digestif », en grec. « Ce médecin, poursuit Nadine Cerf-Bensussan, fournit une description clinique précise et suspecte déjà une origine alimentaire. Aretaeus reconnaît aussi qu'il s'agit d'une maladie affectant plus souvent les femmes. » Ce que confirment les études actuelles.

Tout au long des siècles, de nombreux régimes ont été testés sans beaucoup de résultats. Un brusque changement intervient au début des années 1950, lorsqu'un pédiatre hollandais, le docteur Willem Karel Dicke, démontre le rôle déclenchant du gluten issu du blé, du seigle et de l'orge et propose le régime sans gluten – très contraignant, un enfer, fini les restaurants, les invitations chez les amis – mais qui permet la guérison. L'hypothèse de facteurs de prédisposition génétique pour la maladie cœliaque, explique encore Nadine Cerf-Bensussan, est évoquée dès les années 1960 en raison de la fréquence des cas familiaux.

Aucun traitement médicamenteux n'existe pour cette maladie qui, en moyenne, n'est diagnostiquée qu'au bout de dix ans et nécessite donc un régime strict sans gluten. Selon l'Organisation mondiale de la gastro-entérologie (WGA), entre une personne sur cent et une sur trois cents est affectée. Soit entre trois cents et six cent mille personnes en France. C'est peu, mais ce n'est pas rien non plus. Cependant, on la soupçonne d'être sous-diagnostiquée. Seuls 20 % de ceux qui en souffrent seraient repérés. Difficile de savoir si ces chiffres sont sérieux. Le marketing médical fait lui aussi parfois des ravages. En attendant, restons vigilants. Mais, si vous n'êtes pas malade, un conseil, n'allez pas dans le monde en proclamant « Je mange sans gluten ». Trop *has-been*. Dites « Je suis *gluten-free* ». C'est plus tendance.

LES RECOS DES ALLERGOS

Éduquer tous les professionnels de santé et les personnes concernées pour leur expliquer :

1. La maladie cœliaque existe, c'est une maladie sévère qui peut être associée à de nombreuses complications et à d'autres maladies digestives graves. Son diagnostic doit être réalisé par un spécialiste, c'est-à-dire un gastro-entérologue, sur des examens fiables qui nécessitent un régime à vie sans gluten.
2. L'allergie vraie au blé existe. Elle peut se révéler par des symptômes très sévères, son diagnostic doit être réalisé par un allergologue sur des examens fiables qui nécessitent également un régime strict.
3. Il serait judicieux de raison garder devant cet engouement *gluten-free* et savoir que tous les symptômes atypiques, du ballonnement intestinal à la migraine en passant par la fatigue chronique, ne sont pas forcément dus à une intolérance et encore moins à une allergie au gluten.
4. Tous les troubles digestifs ne relèvent pas du domaine de l'allergie, loin s'en faut. Une patiente très ennuyée par des ballonnements inconfortables consulte en disant : « Dès que je bois un verre d'eau ou

un verre de jus d'orange, mon ventre gonfle démesurément, c'est certainement une allergie alimentaire. » À voir.

5. L'allergie alimentaire est une pathologie allergique bien définie, qui doit être diagnostiquée avec certitude avant de soumettre les patients à des régimes insensés.

6. Prudence avant de débuter un régime sans gluten très contraignant et qui occasionne des frais non négligeables. Il peut entraîner des carences en fibres végétales et en vitamines. D'autre part, certains aliments sans gluten, comme le riz, ont un index glycémique plus élevé.

7. Il est possible de diminuer sa consommation de gluten de manière modérée sans pour autant effectuer un régime exclusif, lorsque le diagnostic de maladie cœliaque n'a pas été posé.

8

LES FAUTEURS DE TROUBLES

Parfois, le système immunitaire fait des siennes. Grâce à lui, notre organisme peut se défendre contre les bactéries ou les virus, mais il arrive qu'il se mette en branle mal à propos. C'est le cas lorsqu'il perçoit comme dangereuses des substances a priori inoffensives pour le corps. Le pollen au printemps, par exemple.

Le mot *allergie* signifie en grec « réaction anormale, excessive et différente ». En effet, les allergiques ne réagissent pas comme le commun des mortels, ils « surréagissent » au contact de l'allergène. C'est ainsi qu'un aliment, un pollen ou un acarien peuvent provoquer une réaction allergique.

Essayons d'en suivre le mécanisme, réglé comme une horloge. D'abord, lors d'un premier contact, par voie respiratoire, cutanée ou digestive, l'allergène réussit à franchir pour la première fois les barrières de protection de l'organisme. Ensuite, l'organisme fabrique des anticorps spécifiques dirigés contre cet allergène, les IgE (immunoglobulines E). Première étape, phase de sensibilisation silencieuse qui n'entraîne pas de manifestations allergiques. Pour la déclencher, une nouvelle exposition à l'allergène est nécessaire.

Les rouages étant bien huilés, l'engrenage se met en marche. Les anticorps IgE vont stimuler d'autres cellules, les mastocytes, bourrées de granules, pleines de médiateurs, comme l'histamine, qu'elles libèrent. Celles-ci, à leur tour, agissent sur d'autres cellules responsables des symptômes du sujet allergique.

Lors d'un contact ultérieur avec le même allergène, les anticorps IgE fabriqués lors de la phase de sensibilisation provoquent une réaction allergique inflammatoire en cascade. Lymphocytes, mastocytes, basophiles, éosinophiles, neutrophiles, les cellules stimulées libèrent ensuite de multiples médiateurs chimiques à l'origine de la réaction allergique. C'est ainsi qu'apparaissent rhinite, asthme, conjonctivite, eczéma, urticaire ou un choc anaphylactique. C'est aussi simple que cela, si l'on peut dire.

Allergènes

Au rayon des allergènes, la concurrence est rude. Plusieurs milliers sont susceptibles de provoquer des manifestations allergiques. Parmi les plus fréquents, citons les acariens, les pollens, les animaux, les insectes, les moisissures, le latex, les blattes, les aliments, les médicaments, les vaccins, les anesthésiques, les plantes d'appartement, les bijoux fantaisie… Le tabac, contrairement aux idées reçues, n'est pas un allergène, sauf exceptionnellement chez certains employés des manufactures de tabac. C'est un irritant non spécifique qui aggrave la réaction allergique.

Si l'allergie est localisée au niveau du nez, elle entraînera une rhinite, aux yeux une conjonctivite allergique, sur la peau de l'eczéma ou de l'urticaire, au niveau des lèvres ou de la gorge un œdème de Quincke. Le choc anaphylactique, réaction allergique la plus sévère de l'organisme, peut, lui, toucher tous les organes du corps et être fatal.

Un aliment, par exemple, peut provoquer une ou plusieurs de ces manifestations, de manière isolée ou successivement. Bon nombre de gens croient que les pollens n'entraînent qu'une rhinite allergique et que les aliments ne provoquent que des manifestations de la peau, telles qu'une urticaire ou de l'eczéma. Or, il arrive qu'une allergie alimentaire conduise à une rhinite ou une crise d'asthme et des pollens à une urticaire.

Acariens

Terreurs parmi les terribles, les acariens appartiennent à la famille des araignées et sont invisibles à l'œil nu. Ils mesurent de 0,2 à 0,4 mm de longueur et se reproduisent très rapidement, surtout dans des conditions d'hygrométrie comprise entre 65 et 80 % d'humidité et une température entre 20 et 30 °C. Ainsi, dans une chambre comportant 85 % d'humidité, les acariens mangent cinq fois plus et produisent cinq fois plus de déjections allergisantes. Leur responsabilité est en cause dans 50 % des manifestations allergiques. Jusqu'à 70 % dans certaines régions plus humides, comme sur la côte Atlantique. On trouve leurs allergènes dans les débris d'acariens morts et leurs déjections.

Ils provoquent des symptômes dont le pic d'intensité se situe à l'automne, lors de la rentrée scolaire ou après des vacances, au moment de la mise en route du chauffage. Ils se prolongent jusqu'à l'hiver, les appartements étant plus chauffés et beaucoup moins aérés durant ces périodes.

Pollens

On l'a dit, plusieurs millions de Français sont atteints de pollinose, également appelée « rhume des foins ». Aucune classe d'âge n'est épargnée, même si on note une prédominance chez l'adolescent et le jeune adulte. Les différents pollens se succèdent dans l'atmosphère en France selon trois périodes polliniques, de janvier à octobre. La première saison débute au cours du mois de janvier, dans le sud de la France, avec les pollens de genévrier, thuya, cyprès. Ce dernier pousse très facilement et provoque ce qu'on appelle une pollution verte. Elle se prolonge en avril, dans des régions plus au nord, avec la saison des arbres à chatons : chêne, bouleau, charme, hêtre, châtaignier, noisetier, aulne, platane, saule et peuplier. Cyprès, frêne, bouleau, platane… sont parmi ceux qui provoquent le plus de symptômes allergiques.

La deuxième saison des pollens correspond à la pollinisation des graminées. Selon les années, le classique « rhume des foins » survient dès la mi-avril, dans le sud de la France, environ mi-mai en région parisienne, et dure environ deux mois.

On trouve des graminées à la campagne, dans les prairies, en forêt, sur le bord des routes, dans les gazons, mais également dans les villes où leurs pollens peuvent être parfois plus agressifs, en raison de la présence de polluants atmosphériques. Il existe des graminées fourragères, les plus fréquentes, comme le dactyle, la phléole ou la fétuque, et les graminées céréalières, les plus connues étant le blé, le maïs, l'orge, le seigle et l'avoine.

La troisième saison des pollens – la plus tardive – est liée aux herbacées et débute vers la fin de l'été jusqu'au mois d'octobre. Cinquante mille espèces de ces plantes pollinisent en ville, en bordure des routes ou des chemins. L'ambroisie, la plus connue et la plus dangereuse, prolifère dans la région Rhône-Alpes fin août, début septembre. Elle provoque des épisodes de rhinite et d'asthme très invalidants.

Blattes

Les blattes se trouvent dans des locaux humides, chauds et contenant de la nourriture : cuisine, gaine d'aération, vide-ordures figurent parmi leurs lieux de prédilection. Elles sont capables de survivre quatre-vingt-dix jours sans nourriture. 15 à 20 % des enfants allergiques le sont aux blattes. Cette allergie, qui augmente chez les personnes vivant dans de mauvaises conditions d'hygiène et de salubrité, concerne plutôt les habitations des grandes villes. Leur éradication est difficile, car tous les appartements doivent être traités en même temps et par des sociétés spécialisées.

Moisissures

Ces trente dernières années ont vu croître les allergies aux moisissures. Champignons microscopiques qui se développent dans des endroits humides, obscurs et mal aérés : salles de bains, cuisines, sous-sols des maisons et des immeubles, caves, aquariums et terre des plantes vertes. On en trouve également dans des aliments, comme le pain, le fromage, les fruits et légumes.

L'allergie est provoquée par l'inhalation des spores. Les environnements humides – proximité des bois, lacs ou rivières – favorisent leur développement. Elles imprègnent l'atmosphère tout au long de l'année, plus particulièrement de mai à octobre, lorsqu'il fait chaud et humide.

Parmi les moisissures les plus fréquentes, citons l'Alternaria qui parasite les végétaux en décomposition et se retrouve aussi sur les fruits et légumes. L'Aspergillus qui se trouve dans le sol, le compost, les céréales, le pain, les fruits et les entrepôts de grains. Et le Cladosporium, sur les gazons et les plantes. Outre leur rôle d'allergènes, les moisissures provoquent également des émissions de toxines et de composés organiques volatils (COV), responsables de l'odeur de moisi, dans les lieux où elles se développent. Celles-ci, à leur tour, aggravent les manifestations allergiques du fait de leur action toxique et irritante.

Animaux

Chiens, chats, lapins, hamsters, gerbilles, cochons d'Inde, chinchillas, rats, font désormais partie intégrante de nombreux foyers – un sur deux. Ils peuvent être à l'origine de manifestations allergiques très invalidantes – crises d'asthme, par exemple – chez les personnes sensibilisées. Contrairement à ce que l'on croit bien souvent, les allergies ne sont pas provoquées par les poils – longs ou courts – mais par les urines, salive et sécrétions des glandes sébacées de ces animaux. En se léchant, ils déposent leurs allergènes sur leurs poils, provoquant ensuite des réactions chez ceux qui les touchent ou s'approchent d'eux. On retrouve des allergènes sur les tapis, les moquettes qu'ils foulent et sur les vêtements. Parfois même plusieurs années après la disparition de l'animal.

Latex

L'allergie au latex touche entre 1 à 5 % de la population, plus particulièrement ceux qui sont exposés à des contacts répétés : les professionnels du nettoyage, de la santé, de la coiffure ou de l'industrie du caoutchouc. Pour la simple raison qu'une grande quantité d'objets qu'ils utilisent au quotidien contient du latex : gants, bonnets de bain, pneus, tétines, palmes, colles, grips de raquette de tennis et préservatifs. Mais aussi bandages élastiques, seringues avec joints en caoutchouc, sondes, alèses, tubulures de perfusion, gouttières pour soins dentaires et gants d'examens ou de chirurgiens…

Après avoir connu un véritable pic dans les années 1980, l'incidence de l'allergie au latex a diminué. Notamment parce que les industriels ont éliminé le maximum d'allergènes dans la fabrication. Soulignons que le latex possède des allergènes qui croisent avec certains fruits exotiques, la banane, le kiwi ou l'avocat, par exemple.

Abeilles, guêpes, frelons

Il arrive que les piqûres de guêpes, d'abeilles ou de frelons provoquent des réactions sévères. En général, on ressent une douleur assez aiguë, suivie peu après d'une réaction locale de quelques centimètres, rouge, un peu boursouflée, qui démange et va persister environ vingt-quatre heures. Elle est normale et due à l'injection du venin. Chez les allergiques, en revanche, des réactions beaucoup plus violentes peuvent apparaître : urticaire géante, œdème de Quincke, gêne respiratoire, douleurs abdominales, malaise, voire choc anaphylactique. C'est pourquoi il est préférable de consulter au plus tôt un allergologue.

À noter que le risque de réaction sévère augmente avec l'âge, en raison notamment de la présence de pathologies associées plus fréquentes. La prise de certains médicaments (anti-hypertenseurs, anti-inflammatoires) et la présence d'un asthme sont autant de facteurs de risque à prendre en compte.

Moustiques

Avec les moustiques, on observe de simples réactions locales accompagnées de démangeaisons plus ou moins importantes. Ils peuvent aussi entraîner des réactions inflammatoires de plusieurs centimètres, ainsi qu'un œdème souvent douloureux et chaud et des démangeaisons insupportables. En cas d'infection de ces lésions cutanées, la situation s'aggrave parfois et nécessite un traitement antibiotique. Des réactions plus sévères, comme une urticaire, un asthme, un œdème de Quincke restent très exceptionnelles, contrairement aux piqûres d'abeilles, de guêpes ou de frelons. Elles sont plus fréquentes chez l'enfant que chez l'adulte. Parfois, même en cas de réactions locales uniquement, on peut trouver des IgE spécifiques du moustique qui témoignent d'une véritable allergie. Cependant, les tests diagnostiques n'étant pas extrêmement fiables, il n'est pas impossible que cette pathologie soit sous-estimée.

Aliments

Les allergies alimentaires ont progressé au cours de ces dernières années, passant de 1 % en 1970 à environ 6 à 8 % de la population aujourd'hui, affectant davantage les enfants que les adultes. Entre 7 à 8 % sont touchés, contre 3 à 4 % pour les adultes.

On recense plus de cent cinquante aliments potentiellement allergisants et la liste ne cesse de s'allonger. Les plus connus : œufs, lait de vache, arachide, crustacés, poisson, blé, légumes de la famille du céleri (fenouil, persil, coriandre), soja, fruits à coque (amande, noisette, noix de cajou, noix de pécan, noix du Brésil, pistache, noix de macadamia et produits à base de ces fruits), moutarde, sésame…

Chez l'enfant de moins de quinze ans, cinq aliments sont impliqués dans 80 % des manifestations allergiques : œuf, arachide, lait de vache, poisson et moutarde. Jusqu'à l'âge de trois ans, le lait de vache et les œufs sont le plus souvent en cause. Ensuite, ce sont l'arachide et le poisson qui arrivent en tête.

Médicaments

Tous les médicaments, sous toutes les formes, y compris ceux que l'on imagine inoffensifs et que l'on prend depuis plusieurs mois, peuvent provoquer une réaction allergique. Pénicilline, aspirine, anti-inflammatoires non stéroïdiens (AINS), morphiniques et curares sont les plus souvent mis en cause. Ainsi que les produits de contraste iodés utilisés au cours de certains examens d'imagerie médicale – urographie intraveineuse ou certains scanners.

Les manifestations s'observent de quelques minutes à plusieurs jours après la prise de la médication, sous la forme d'une urticaire aiguë, d'une rhinite, d'un asthme, d'un œdème de Quincke, parfois même d'un choc anaphylactique. Les réactions les plus sévères sont aussi les plus rapides, parfois quelques minutes après l'absorption du médicament. À l'inverse, certains symptômes surviennent plusieurs jours, voire plusieurs semaines après l'arrêt du traitement en cause. Dans d'autres cas encore et de façon inattendue, alors que la thérapeutique est prise depuis plusieurs mois ou plusieurs années.

Le médicament suspecté doit toujours être évité, le temps d'effectuer un bilan allergologique confirmant ou infirmant sa responsabilité. Toute personne ayant fait une réaction allergique au cours d'une anesthésie doit effectuer un bilan au cours des semaines suivant l'intervention. Toute personne qui a présenté un accident allergique pendant une intervention chirurgicale doit être adressée en consultation d'allergo-anesthésie dans un centre spécialisé. Il est conseillé de prendre au préalable l'avis d'un allergologue, qui vous orientera dans un de ces centres.

Le baiser et les allergies rares

Citons les allergies plus rares mais observées, comme celles au liquide séminal, au vin, à la pilule, au stérilet, aux spermicides et aux produits lubrifiants. Les allergies par procuration sont provoquées par une substance transmise par une autre personne. Elles peuvent entraîner un eczéma ou une urticaire. Un homme fera un eczéma au niveau de son visage, lié à une allergie de contact au vernis à ongles de sa partenaire. Un autre, une urticaire à l'abdomen provoquée par la teinture de cheveux de son épouse.

Les allergies transmises par le baiser sont reliées à des aliments, comme la pomme, ou à des médicaments, antibiotiques ou anti-inflammatoires. Vous pouvez ainsi développer une réaction allergique en embrassant un(e) partenaire qui vient de manger l'aliment ou d'avaler le médicament auquel vous êtes allergique.

9

FAUT-IL FERMER LES PISCINES ?

À trente-deux ans, Julie est une nageuse aguerrie. Les deux ou trois séances par semaine de natation qu'elle s'impose lui font un bien fou, au physique comme au moral. Pourtant, depuis quelque temps, elle est de plus en plus sujette à des rhinopharyngites. Elle éprouve également des difficultés à respirer qui, remarque-t-elle, s'éclipsent dès lors qu'elle ne nage plus dans la piscine de son quartier, pendant les vacances à la mer, par exemple. Elle finit par consulter un allergologue, qui confirme une allergie aux acariens, dont elle avait connaissance, mais surtout débusque un début d'asthme, selon lui provoqué par le chlore des piscines. Julie n'en croit pas ses oreilles. Jamais elle n'avait entendu parler d'une chose pareille. Renseignement pris, l'eau claire de nos piscines contient une foule de polluants qui peuvent vous rendre malade et vous dégoûter à jamais de plonger.

Principal accusé, le chlore, utilisé à grande eau en raison de ses multiples avantages : facilité d'usage, faible coût, désinfection efficace qui empêche la formation d'algues et élimine les bactéries. Mais qui possède aussi, et on a un peu tendance à l'oublier, de nombreux inconvénients. Ainsi, en se mélangeant aux matières azotées apportées par les baigneurs – sueur, salive, peaux mortes, urines, résidus fécaux, cosmétiques et crèmes appliquées sur le corps –, il produit des chloramines[1], gaz irritants très volatils qui se répandent dans l'air des piscines publiques, qui leur donnent cette odeur caractéristique[2]. Le saviez-vous ? *On libère environ 50 ml d'urine et produit entre 10 cl et 1 litre de sueur quand on nage deux heures en piscine*[3].

Mais depuis plus de dix ans, la présence de ces chloramines préoccupe de plus en plus les professionnels de santé, en raison de leurs répercussions possibles sur la santé des bébés nageurs, maîtres nageurs, nageurs de compétition mais aussi de tous les enfants qui fréquentent régulièrement les piscines. En effet, selon de nombreuses études, les baignades en piscines couvertes, ou non, facilitent la sensibilisation allergique, particulièrement aux acariens, et augmentent l'incidence des infections respiratoires, de l'asthme ou de la rhinite allergique.

Bébés nageurs et enfants

Premiers touchés, les bébés nageurs. Plus que les autres, ils peuvent développer des bronchiolites ou des manifestations respiratoires en grandissant. Une étude effectuée auprès de quatre cent trente enfants de maternelle a révélé que le risque de bronchiolite était

1. Principalement des trichloramines.
2. Les matières azotées présentes dans ces liquides biologiques sont à l'origine de ces odeurs.
3. Les risques infectieux à court terme (prévention des gastro-entérites) ont longtemps été pris davantage en compte que les risques toxicologiques à long terme.

4,4 fois plus important chez les bambins qui avaient cumulé plus de vingt heures de piscine, au cours de leurs deux premières années, que chez ceux qui y étaient allés épisodiquement[1]. Les bébés nageurs représentent également une source de pollution non négligeable puisqu'ils souillent les piscines en urinant et en émettant des traces de matières fécales, fabriquant ainsi davantage de chloramines. Aux yeux de nombreux spécialistes, les bébés nageurs sont tout simplement une aberration.

Autre crainte chez les enfants, celle de développer une allergie – aux acariens, notamment – pendant la croissance. C'est la conclusion d'une étude menée par des chercheurs du centre de toxicologie et de pharmacologie appliquée de l'université catholique de Louvain (UCL)[2]. Ce risque est multiplié par trois chez ceux ayant passé une trentaine d'heures dans une piscine chlorée, et par quatre s'ils ont passé plus de soixante heures. Il est majoré s'il existe un terrain atopique, prédisposition familiale à développer des allergies.

Manifestations allergiques et troubles respiratoires sont en partie dus à des lésions épithéliales des cellules situées à la surface des parois bronchiques. Phénomènes observés chez des bébés, des enfants ou des nageurs qui fréquentent régulièrement des piscines désinfectées au chlore. Ces lésions entraîneraient l'augmentation de la sensibilité allergique et l'apparition d'un asthme. On enregistre d'ailleurs davantage d'enfants asthmatiques dans les régions qui comptent le plus de piscines ou parmi ceux

1. *Infant swimming in chlorinated pools and the risks of bronchiolitis, asthma and allergy*. Voisin C1, Sardella A., Marcucci F., Bernard A. Eur Respir J. 2010 Jul ; 36 (1) : 41-7.

2. Publiée dans l'*International journal of Hygiene et Environmental Health*.

qui fréquentent très régulièrement les piscines désinfectées au chlore. Une nouvelle étude[1] confirme que l'exposition d'enfants de mois de sept ans aux dérivés chlorés présents dans l'environnement des piscines est bien associée à des lésions épithéliales bronchiques.

On soupçonne également l'apparition de troubles de la fertilité. Une étude du professeur Alfred Bernard, toxicologue à l'université catholique de Louvain (UCL)[2], l'un des meilleurs experts européens a mis en évidence, chez les enfants de moins de sept ans, une augmentation par trois du risque de voir survenir des troubles de la fertilité à l'âge adulte[3].

Nageurs professionnels et personnels des piscines

Ils sont concernés au premier chef. En juin 2010, l'Agence française de sécurité sanitaire de l'environnement et du travail (AFSSET) a constaté une augmentation d'asthme professionnel parmi les personnels de piscine, maîtres nageurs et agents d'entretien. Les chloramines sont à l'origine d'insuffisances respiratoires, d'irritations oculaires ou nasales chez un quart des agents des piscines municipales. Selon certains travaux, la prévalence de l'asthme serait quatre fois plus importante chez les nageurs de compétition que dans la population générale et deux fois plus que chez les autres sportifs de haut

1. Publié dans *American Journal of Respiratory and Critical Care Medicine*.
2. Également chercheur au Fonds national de la recherche scientifique (FNRS).
3. Bernard A., Nickmilder M., *Associations between testicular hormones at adolescence and attendance at chlorinated swimming pools during childhood*. Int J Androl. 2011.

niveau[1]. Au point que 25 % d'entre eux seraient affectés par cette pathologie.

L'entraînement et les efforts intenses constituent des facteurs d'aggravation, car l'hyperventilation provoquée par l'effort accroît l'inhalation des chloramines. Néanmoins et fort heureusement, on l'a vu avec Julie, le phénomène est réversible dès lors que l'exposition au chlore cesse. La jeune femme a pu continuer à pratiquer son sport favori dans une piscine utilisant de l'ozone. Hélas, à Paris par exemple, elles se comptent encore sur les doigts de la main. Rappelons que l'exposition aux chloramines est inscrite au tableau n° 66 des maladies professionnelles « rhinite et asthme » du livre IV du code de la Sécurité sociale. Dans un autre registre, la revue *Médecine des Arts* conseille aux chanteurs et musiciens, plus particulièrement les instrumentistes à vent, d'éviter de trop s'exposer aux chloramines. Surtout s'ils souffrent de troubles pulmonaires.

Le nombre d'heures passées en piscine

La fréquence des cas d'asthme semble être liée au nombre d'heures cumulées passées en piscines chlorées. Une étude menée en Italie auprès de 1 136 nageurs adultes a montré que le temps d'apparition de l'asthme peut varier de trois à quinze ans[2]. Selon toute vraisemblance, les chloramines jouent dans ce cas le rôle d'irritant non spécifique ou d'adjuvant, situation pouvant se rapprocher du tabagisme.

---

1. Étude du professeur Alfred Bernard présentée en 2012 dans le Gordon Research Conference.
2. Brusasco V. et Rossi G., université de Gênes, Italie, *Journal of Science and Medecine in Sport*, 2010.

Le risque est multiplié par trois après cinq cents heures de piscine, même lorsqu'il n'existe aucun antécédent familial d'allergies ou d'asthme. Chez les allergiques préalablement sensibilisés ce seuil est beaucoup plus bas, l'asthme étant la plupart du temps déjà présent, l'exposition aux chloramines déclenche ou aggrave plus rapidement les manifestations.

Une autre étude italienne a montré que 50 % des jeunes nageurs de compétition présentaient une hyperactivité bronchique et que les trois quarts étaient sensibilisés aux allergènes, comme les acariens ou les pollens. La conjugaison de ces deux facteurs favorise l'apparition d'un asthme.

Des normes trop élevées et des contrôles insuffisants

En France, aucune réglementation n'impose un taux uniforme de chloramines dans les piscines. Certaines, très fréquentées et confinées, avec des plafonds bas, possèdent un taux plus élevé que d'autres. Or, la norme admise de 500 $\mu g/m^3$ d'air (0,5 mg/m^3 d'air) est peu contrôlée et souvent dépassée dans les piscines publiques, d'autant que les vérifications ne sont effectuées qu'une ou deux fois l'an.

Dans un rapport publié en juin 2011, l'Agence régionale de santé de l'Ile-de-France (ARS) constatait que, de « façon récurrente, ces molécules sont décelées à des taux supérieurs aux normes fixées par le code de santé publique ». Elle pointait la nécessité de surveiller les chloramines en raison de leur nocivité, et stipulait que les traitements mis en œuvre à cet effet ne sont pas totalement satisfaisants[1].

1. http://www.ars.iledefrance.sante.fr/fileadmin/ILE-DE-FRANCE/ARS/2_Votre_Sante/5_Environnement/1_Eau/Legionellose/La_lutte_contre_la_chloramine_dans_les_piscines.pdf,

En Europe, les normes maximales autorisées de chlore combiné[1] dans l'eau présentent des variations importantes. Exemple : 0,6 mg/litre en France, mais 0,2 mg/litre en Allemagne. Même chose pour le chlore actif : de 0,4 à 1,4 mg/litre en France pour 0,3 mg/litre à 0,7 mg/litre en Allemagne. Les valeurs limites d'exposition de trichloramines – responsables de l'odeur caractéristique des piscines, par mélange des chloramines avec les impuretés – sont quant à elles de 0,5 µg/m^3 en France, alors que l'Allemagne et la Suisse ont abaissé leur taux à 0,3 µg/m^3.

En juin 2012, le professeur Alfred Bernard lançait un pavé dans la mare en déclarant que « si on appliquait en Belgique les normes de chlore et chloramines admises en Allemagne et en Suisse, pratiquement tous les bassins de natation publics de Wallonie devraient fermer[2] ». Or, en France, les taux sont très proches de ceux de la Belgique et surtout de la Wallonie. Faudrait-il donc fermer toutes nos piscines ?

---

1. Correspondant à la réaction du chlore libre résiduel avec les matières azotées organiques, provenant des polluants émis par les baigneurs et comprenant principalement les chloramines.
2. http://www.lalibre.be/actu/belgique/en-allemagne-ou-en-suisse-nos-piscines-seraient-fermees-51b8ecd5e4b0de6db9c700ee

LES RECOS DES ALLERGOS

Il n'est pas question de conseiller aux enfants et aux adultes de ne pas pratiquer la natation, notamment en piscine, en raison des bienfaits de ce sport très complet. Mais certaines précautions permettraient de diminuer les risques de voir apparaître un asthme ou des manifestations allergiques.

1. Inciter les pouvoirs publics à définir des normes plus basses en matière de chloration et obligatoires pour toutes les piscines de l'Hexagone.

2. Mesurer plus régulièrement, et cela plus d'une ou deux fois par an, le taux de chloramines dans l'air de nos piscines. Cette mesure qui nécessite environ deux heures devant être effectuée en présence de nombreux nageurs. En effet, les résultats sont très différents et abaissés lorsqu'il n'y a que très peu de monde.

3. La mesure des chloramines avec des appareils de mesure en continu serait la meilleure manière de surveiller quotidiennement ces taux. Hélas, cela nécessite des investissements pour fabriquer cet appareil. Cela occasionnerait ensuite un coût non négligeable pour chaque établissement devant s'équiper de ce nouvel outil.

4. Diminuer le taux de chloramines dans nos piscines, qu'elles soient publiques ou privées, en maintenant bien sûr l'effet bactéricide : cela a un coût, car il faut améliorer les systèmes d'aération et de ventilation. Pour être efficace et maintenir un niveau de chloramines raisonnable, la ventilation devrait être effectuée trois à quatre fois par heure, situation occasionnant un surcoût très important. D'autre part, la ventilation devrait être mise en route le matin, bien avant l'arrivée des premiers nageurs.

5. Rappeler aux nageurs l'importance de l'hygiène et surtout arrêter de penser qu'on se rend à la piscine pour se nettoyer ! Prendre une douche savonnée, passage systématique dans un pédiluve, éviter les produits cosmétiques, porter un bonnet de bain, s'attacher les cheveux, se laver les mains à l'eau et au savon après avoir utilisé les toilettes et avoir changé les couches des enfants… Ne pas se baigner en cas de diarrhée, plaies, eczéma…

6. Se poser la question d'interdire aux bébés nageurs de se rendre dans les piscines, tant que les taux de chloramines dans l'eau et l'air n'auront pas été abaissés. La SFP, Société française de pédiatrie, recommande dans un communiqué de mai 2011, « Piscines chlorées et pathologies respiratoires : quel risque ? », d'interdire la pratique des bébés nageurs lorsqu'il existe un terrain allergique, si par exemple un parent ou les deux parents, sœur ou frère présentent un asthme, une rhinite allergique ou un eczéma. Cette interdiction est également recommandée chez les bébés qui ont présenté une ou deux bronchiolites. Il semble bien que le rapport bénéfices/risques soit déséquilibré en faveur des risques encourus par les bébés nageurs. Cette pratique nécessite de se poser

la question de favoriser la nage chez les bébés tant que les taux de chloramines ne seront pas mieux surveillés et abaissés. La SFP précise même que cette pratique est fortement déconseillée en Allemagne.

7. La présence d'une odeur forte ressentie dès l'entrée dans une piscine témoigne d'un taux anormalement élevé de trichloramines, et donc d'une forte contamination de l'eau par les liquides biologiques. Les asthmatiques et les allergiques doivent alors se poser la question de l'opportunité de se baigner dans un environnement aussi malsain.

8. Dans les piscines : effectuer le nettoyage régulier des systèmes de ventilation. L'eau doit être renouvelée plus fréquemment et filtrée pour évacuer les composés organiques chlorés. Il faut aussi s'assurer d'un débit correct de renouvellement d'air. La ventilation s'arrêtant la nuit, les premiers nageurs du matin, le plus souvent des enfants dans le cadre des activités scolaires, peuvent alors être en contact avec des taux très élevés de chloramines. Il serait conseillé d'effectuer une ventilation quelques heures avant l'arrivée des premiers nageurs.

9. Développer des solutions alternatives, comme le traitement à l'ozone ou les systèmes de filtre cuivre et argent, expérimentés depuis plus de trente ans dans les piscines de Louvain-la-Neuve et Saint-Vith, en Belgique ; un système qui était utilisé en France dans les années 1960-70 à la grande satisfaction des baigneurs et des municipalités. Par exemple, quelques piscines à Paris utilisent le traitement à l'ozone comme alternative au chlore. Les Allemands, très en avance sur la prévention de ces risques, ont davantage recours aux traitements à l'ozone. Pourquoi pas en France ? C'est possible, semble-t-il, lors de la construction

de nouveaux établissements, mais cela représente un coût financier.

10. Rappelons que les piscines privées, parfois plus chlorées que les piscines publiques, représentent également un risque, en raison notamment d'un nombre d'heures parfois supérieures à celles passées dans ces dernières, et que les parcs d'attractions sont aussi concernés par ce problème. Il ne faut pas dépasser un taux de chlore de 1 mg/l et bien contrôler le pH.

11. Surveiller plus étroitement la santé des maîtres nageurs et personnels des piscines, ainsi que des nageurs professionnels en effectuant des bilans de santé, au minimum une fois par an. L'AFSSET recommande d'ailleurs en 2010, dans son rapport « Risques sanitaires liés aux piscines », que le personnel des piscines bénéficie d'un suivi médical renforcé à l'embauche, pendant la période d'activité, puis après l'arrêt de l'activité.

En conclusion : il est indispensable que les pouvoirs publics prennent conscience des dangers que représentent le chlore et ses dérivés sur la santé de la population. Il n'est plus possible que ce problème soit sous la responsabilité du directeur de l'établissement ou de la mairie. Nous sommes tous concernés, et plus particulièrement, nous l'avons vu, les personnels des piscines, les nageurs professionnels, les bébés nageurs, les asthmatiques et les allergiques. Il faut agir rapidement et légiférer à l'échelon national, afin d'imposer des normes réalistes et des moyens de surveillance efficaces. Faudra-t-il attendre encore vingt ans, pour se rendre compte des dégâts causés par ces chloramines ?

10

ASTHME : N'ATTENDEZ PAS DE SIFFLER !

— Est-ce que vous sifflez ? interroge le médecin en auscultant Jean-Charles.

— Seulement quand je suis joyeux, répond celui-ci, l'air taquin.

Le praticien, habitué à la blague, sourit tout en examinant la radio de l'intéressé.

— Rien à l'auscultation et votre radio est normale. Vous n'avez pas d'asthme, conclut-il.

Jean-Charles sort rassuré de la consultation. À vingt-huit ans, il connaît depuis plus de deux ans des épisodes de toux sèche qui le gênent surtout pendant la saison des pollens, mais peuvent survenir également au cours de l'hiver. Il est également gêné lorsqu'il court, surtout l'hiver quand il fait froid et sec. L'année suivante, la toux s'aggrave à tel point que le jeune homme se rend en pleine nuit aux urgences, où le diagnostic d'asthme est alors posé. Ce n'est plus une blague !

Autre cas, celui de Kahina, jeune asthmatique de neuf ans : alors qu'elle tousse de manière continue depuis plusieurs heures malgré les traitements recommandés dans ce type de situation, sa maman décide de l'emmener aux urgences sur les conseils de son allergologue. Les conclusions du médecin qui l'examine sont sans appel

«Votre fille ne siffle pas, elle n'a pas d'asthme, donnez-lui du miel». La mère est abasourdie par cette réponse, car elle est certaine que sa fille a une crise sévère, identique à celle qu'elle a présentée un an auparavant. L'allergologue la convainc avec beaucoup de difficulté de se rendre dans le service d'urgence d'un autre hôpital où le diagnostic de crise d'asthme sévère est porté. Mais que se serait-il passé si elle n'avait pas été prise en charge à ce moment-là?

Une aggravation certaine et un séjour en réanimation?

Plus de trois millions et demi de Français, soit 6 à 7 % des adultes et 10 % des enfants de moins de dix ans (sourve INVS), souffrent d'asthme, maladie respiratoire provoquée par une contraction anormale des muscles bronchiques et une inflammation des muqueuses. Ce spasme provoque des épisodes de gêne respiratoire brutale mais passagère, souvent accompagnée de toux et de sifflements. Cependant et contrairement à une idée reçue, on peut avoir de l'asthme sans sifflement. D'où la difficulté de porter un diagnostic, l'examen le plus précis étant l'exploration fonctionnelle respiratoire (EFR).

Reconnaître des manifestations qui, en dehors du sifflement, peuvent évoquer un asthme se révèle indispensable. Citons les cas de figure les plus fréquents. Plus de deux bronchiolites chez un bébé, des bronchites à répétition ou des «bronchites sifflantes», tousser lors d'efforts, un essoufflement permanent, des épisodes de toux sèche qui persistent plusieurs mois ou récidivent chaque année pendant la période des pollens ou en hiver. À noter également qu'environ 40 % des personnes ayant une rhinite allergique risquent de présenter un asthme dans les années futures. Ajoutons que le terme de «bronchite asthmatiforme» ne doit plus être utilisé, car il ne correspond pas à une maladie. Soit ce sont des bronchites sifflantes, soit c'est de l'asthme.

Nouveau-né

Louis a aujourd'hui trois ans. Depuis ses premiers mois, il fait chaque année deux à trois bronchites nécessitant chaque fois une prise d'antibiotiques. Ses épisodes de toux se prolongent pendant plus d'un mois et l'épuisent, ainsi que ses parents. Il a d'autre part eu trois bronchiolites la première année de sa vie. Inquiets, ses parents décident – sur les conseils d'une amie dont la fille avait présenté les mêmes difficultés – de prendre l'avis d'un pneumo-pédiatre. Le diagnostic d'asthme est alors immédiatement évoqué. Une fois le traitement de fond initié, les crises s'estompent rapidement.

Un enfant asthmatique sur deux présente ses premières gênes respiratoires avant l'âge de deux ans, alors que les poumons sont en plein développement. Un enfant qui fait plus de trois bronchiolites avant deux ans peut être considéré comme un asthmatique. Les manifestations de l'asthme chez l'enfant sont les mêmes que chez l'adulte, mais elles sont plus difficiles à diagnostiquer, car l'enfant éprouve plus de difficultés à décrire sa gêne. Il ne faut pas attendre des mois, voire des années, avant de débuter un traitement. Même si l'asthme du nouveau-né guérit dans environ deux tiers des cas, et que celui de l'enfant évolue favorablement dans 30 à 50 % des cas, tous les moyens doivent être mis en œuvre pour permettre à l'enfant de vivre normalement.

Terrain familial allergique, présence d'un eczéma, mère asthmatique… l'asthme du bébé persiste parfois chez l'enfant, et ensuite à l'âge adulte. C'est la maladie chronique la plus fréquente de l'enfant. Plus de 10 % d'entre eux sont affectés et près de 50 % des enfants asthmatiques ne verront pas disparaître leur maladie en grandissant. Il est donc indispensable de traiter les premières manifestations respiratoires d'un enfant afin de lui donner toutes ses chances de ne plus être gêné à l'âge adulte. Actuellement, toutes les recommandations internationales insistent sur une prise en charge de l'asthme qui permette un contrôle total chez l'enfant : pas de symptômes, pas d'utilisation de bronchodilatateurs de secours et fonction respiratoire normale.

Un enfant asthmatique qui ne prend pas un traitement adapté sera gêné dans sa vie quotidienne, limité dans ses activités sportives, et risque de nombreuses absences à l'école. Le même enfant correctement suivi participe à toutes les activités, pratique des activités sportives, ne manque pas l'école davantage que ses camarades. Bref, il est normalement intégré. L'information des parents est également déterminante pour qu'ils comprennent l'importance d'un traitement de fond quotidien, même en cas d'absence de symptômes apparents. Connaître l'attitude à adopter et les gestes à effectuer face à une crise d'asthme les rassurera. Comme donner à l'enfant ses médicaments bronchodilatateurs, les réutiliser à plusieurs minutes d'intervalle si la crise n'a pas cessé. Le rassurer, rester à ses côtés, le détendre et l'emmener dans un endroit calme. Consulter en urgence, faire le 15, ou le 112 d'un téléphone mobile, en cas d'aggravation des manifestations et de l'apparition de signes d'urgence.

Allergies

Dans le cas de Louis, un bilan allergologique révèle une allergie aux acariens. En effet, la grande majorité (plus de 80 %) des asthmes de l'enfant sont d'origine allergique. Pollens, animaux, acariens... aggravent les crises, de même que les polluants atmosphériques, comme l'ozone et les particules fines provenant du trafic routier automobile. L'effet de la pollution sur l'asthme et les allergies n'est plus à démontrer. Une étude effectuée dans six villes françaises par des chercheurs de l'Inserm, dans le cadre de l'étude ISAAC, a révélé une augmentation des manifestations respiratoires chez des enfants habitant depuis plus de huit ans dans des zones de pollution importante. Ceux-ci présentent 1,5 fois plus d'asthme et 2 fois plus d'asthme d'effort. Les polluants atmosphériques irritent les voies respiratoires et augmentent le risque d'infection.

La pollution domestique n'arrange pas les choses. Les composés organiques volatils (COV) – en tête, le fameux formaldéhyde (voir chapitre « Pollution intérieure », p. 93) – que l'on retrouve en suspension dans les habitations pendant de longues heures accroissent les difficultés respiratoires. Quant au tabagisme, actif, passif ou ultra-passif – dépôt, dans les appartements ou voitures, de résidus de fumée –, il est la première cause des atteintes de l'appareil respiratoire, telles que la bronchite chronique et l'asthme. Le goudron provenant de la fumée de cigarette altère les cils des parois des voies respiratoires. C'est pourquoi le tabac aggrave la fréquence, le rythme et l'intensité des crises d'asthme.

Ce n'est pas un hasard si bon nombre d'asthmatiques et d'allergiques se sentent plus gênés dans un environnement de fumeurs. Le tabac n'est pas en cause dans les allergies – sauf exceptionnellement, chez certains employés des entreprises de production de tabac – mais agit comme un amplificateur puissant des réactions allergiques. Il aggrave les risques de rhinite et de conjonctivite allergique, en raison de son rôle irritant. Le tabagisme – actif ou passif – des parents ou de l'entourage a des répercussions sur la santé et les bronches d'un enfant. Dans toutes les études, il apparaît comme le numéro un de tous les facteurs impliqués dans l'aggravation et/ou le déclenchement de la maladie asthmatique. Sa responsabilité est démontrée de façon indiscutable.

L'étude européenne (AIRE, Asthme Insights and Reality in Europe), effectuée en 2002 sur 753 enfants européens, a conclu que les jeunes asthmatiques européens sont insuffisamment contrôlés, sous-traités et rarement suivis correctement. Un bon moyen pour savoir si un enfant présente un risque de devenir asthmatique est d'effectuer un examen de dosage urinaire des leucotriènes (LTE4), des lipides qui interviennent dans la constriction des bronches. Cet examen représente le facteur prédictif le plus fiable de l'exacerbation de l'asthme chez des enfants exposés au tabagisme passif, comme l'a montré une étude réalisée en 2011 par des pédiatres de Denver (USA)[1].

Quarante-quatre enfants présentant un asthme modéré à sévère et traités par des corticoïdes inhalés ont été suivis pendant cinq mois. Près de la moitié d'entre eux (vingt, exactement) étaient exposés au tabagisme passif dans leur vie quotidienne, l'autre moitié (vingt-quatre) ne l'étaient pas. Des dosages répétés de LTE4 urinaire ont été effectués régulièrement. Le tabagisme passif était surveillé à l'aide de questionnaires et de mesures répétées de la cotinine urinaire[2]. Les exacerbations de l'asthme étaient évaluées en recensant les consultations hospitalières en urgence ou les hospitalisations en réanimation. Résultats : neuf des vingt (45 %) enfants du premier groupe

1. *Urinary LTE4 Levels Identify Children with Tobacco Smoke Exposure At Risk for Asthma Exacerbation*, Nathan Rabinovitch, MD, 1 Nichole Reisdorph, PhD, 2 Lori Silveira, MS, 3 and Erwin W. Gelfand, MD1 J Allergy Clin Immunol. Aug 2011 ; 128 (2) : 323-327.

2. La cotinine est un produit de dégradation de la nicotine par le foie. La nicotine est oxydée en cotinine et celle-ci est retrouvée dans les urines où elle peut être dosée (cotininurie).

– exposés au tabagisme passif – ont dû être hospitalisés en urgence ou en soins intensifs contre trois seulement sur les vingt-quatre de l'autre groupe, qui n'étaient pas exposés. Conclusion : le dosage urinaire des LTE4 est bien un facteur prédictif fiable du risque d'exacerbation de l'asthme des enfants exposés au tabagisme passif.

Bien sûr, l'un des meilleurs moyens de protéger les enfants est encore d'arrêter de fumer ou de ne pas fumer à l'intérieur des bureaux, maisons, appartements. Une autre étude, publiée dans la célèbre revue *The Lancet*, montre que les naissances prématurées et les hospitalisations d'enfants pour asthme ont diminué de 10 % l'année ayant suivi l'entrée en vigueur de législations interdisant le tabac dans les lieux publics et professionnels en Amérique du Nord et en Europe. Plus de 2,5 millions de naissances et environ 250 000 hospitalisations d'enfants pour asthme intervenues entre 2008 et 2013 ont été passées en revue par le docteur Jasper Been de l'université de Maastricht (Pays-Bas) et ses collègues. « Notre étude fournit la preuve que les interdictions de fumer ont des bénéfices considérables sur la santé périnatale et sur la santé de l'enfant, et apportent un soutien fort aux recommandations de l'Organisation mondiale de la santé (OMS) visant à créer des espaces publics sans tabac au niveau national », souligne le docteur Been. Selon l'OMS, seuls 16 % de la population mondiale vivent actuellement dans des pays qui ont adopté des législations restreignant l'usage du tabac. Dans un commentaire de cette même étude, deux chercheurs de l'université de Californie – Sara Kalkhoran et Stanton Glantz – ont évalué à 7 milliards de dollars (5 milliards d'euros) les économies qui pourraient être réalisées chaque année grâce à une réduction de 10 % des hospitalisations pour des problèmes respiratoires liés au tabagisme en Europe et aux États-Unis. « On a rarement vu une intervention aussi simple améliorer la santé et réduire les coûts médicaux aussi rapidement et de manière aussi importante », ont observé les deux chercheurs.

Asthme d'effort

Bon nombre de parents se posent la question : mon enfant peut-il continuer à faire du sport ? Et beaucoup d'adultes également. Un asthme causé par l'exercice physique ne doit pas être une fatalité pour ceux qui en sont victimes, car il existe des traitements efficaces qui permettent de l'éviter et de pratiquer un sport sous certaines conditions. L'asthme provoqué par l'effort, également appelé asthme induit par l'exercice (AIE), survient chez une grande majorité des asthmatiques, notamment chez les enfants. Il est déclenché par un certain type d'effort qui entraîne une hyperventilation prolongée associant un refroidissement et un assèchement des voies aériennes.

Les symptômes surviennent le plus souvent non pas au cours de l'effort, mais à l'arrêt de l'effort : l'enfant présente alors des difficultés respiratoires, une brûlure thoracique ou/et un épisode de toux. Ces symptômes peuvent se prolonger quelques secondes, voire quelques minutes, puis s'estomper. Il arrive parfois que la gêne soit plus importante. 80 % des enfants asthmatiques sont gênés à l'effort. Tous les sports peuvent provoquer ce type d'asthme, plus particulièrement ceux basés sur l'hyperventilation. Les sports d'endurance, comme le jogging ou le vélo, sont les plus fréquemment en cause dans l'asthme d'effort. L'air froid et sec est un facteur aggravant. Faire de l'endurance par temps froid et sec aggrave le risque de gêne respiratoire survenant après l'effort.

Un asthmatique peut, sauf cas particuliers, pratiquer tous les sports, même en compétition. Seule la plongée sous-marine demeure une contre-indication. La mise en place d'un plan d'accueil individualisé (PAI) est indispensable, afin que l'enfant prenne un médicament bronchodilatateur avant l'effort et en cas de gêne.

Un enfant ou un adulte ayant un asthme doublé d'asthme à l'effort, ou un asthme survenant uniquement à l'effort, doit pouvoir pratiquer une activité sportive. Les dispenser systématiquement de sport, sauf dans certaines situations, est déconseillé. Les traitements proposés varient selon différents facteurs.

L'asthme d'effort révèle souvent, lorsque celui-ci n'est pas encore diagnostiqué, un asthme qui nécessite un traitement de fond. Cette mesure doublée d'une surveillance suffit parfois à éviter la prise de bronchodilatateur. L'exploration fonctionnelle respiratoire (EFR) est le seul examen qui permet de surveiller correctement un asthme.

Écoles de l'asthme

Savoir apprécier son état respiratoire et les signes d'une crise qui arrive fait partie des apprentissages fondamentaux que proposent les écoles de l'asthme. L'association Asthme et allergies[1] participe étroitement à leur mise en place. Au menu, des séances d'éducation gratuites destinées aux asthmatiques, enfants et adultes, organisées au cours de journées ou demi-journées, la plupart du temps dans des services hospitaliers (pédiatrie, pneumologie…). Des ateliers de travail, des sketches, des affiches pédagogiques, des spectacles de marionnettes, des CD-Rom, destinés aux jeunes enfants

1. asthme-allergies.org/

et aux adolescents. Enfants et adultes y acquièrent des connaissances sur leur maladie, en ont ainsi moins peur, apprennent à utiliser leurs traitements, à mesurer leur souffle, à mieux gérer les crises…

« Ici, la personne peut déposer son paquet d'angoisses vis-à-vis de la maladie. Nous accueillons tout le monde », témoigne Marie-Dominique Morrisson, infirmière coordinatrice du Réseau asthme-BCPO – pour broncho-pneumopathie chronique obstructive – de Loire-Atlantique[1]. Les ateliers sont animés par des professionnels de santé : médecins généralistes, spécialistes, infirmières, kinésithérapeutes, pharmaciens, psychologues… Au départ, un entretien permet de faire le point sur son asthme et de préciser les besoins et attentes. Ensuite, l'atelier collectif initial constitue une séance essentielle qui permet de partager et d'échanger avec d'autres personnes. « Vous prendrez conscience que vous n'êtes pas seul à vivre au quotidien les contraintes et angoisses liées à votre asthme ou à celui de votre enfant », précise encore Marie-Dominique Morrisson. « Durant cet atelier, toutes vos questions et attentes seront entendues. Des ateliers spécifiques vous seront alors proposés pour y répondre[2]. » Un temps est consacré à valider la technique de prise des traitements inhalés. Étape indispensable, alors que 13 % des asthmatiques seulement observent correctement leur traitement.

Asthme sévère, comment l'éviter ?

En France, quatre personnes en moyenne décèdent chaque jour d'une crise d'asthme sévère, c'est-à-dire

1. reseauasthmebpcodeloireatlantique.fr/

2. « Une école pour apprivoiser son souffle », *60 millions de consommateurs*, hors-série n° 166, avril-mai 2013.

environ mille cinq cents personnes par an. Plus du tiers d'entre eux sont des adolescents, et ce, malgré l'existence de traitements très efficaces. L'asthme est également responsable de six cent mille journées d'hospitalisation. Lors d'une crise sévère, le malade éprouve de fortes difficultés à respirer, cherche son souffle et a du mal à parler. Le rythme cardiaque s'accélère, ses lèvres et les extrémités de ses doigts sont de couleur bleutée. Ces manifestations imposent l'appel au Samu, afin d'éviter une aggravation vers une décompensation respiratoire plus sévère.

Une crise d'asthme procède de causes multiples. Pour ne lister que les principales : traitement insuffisant ou non observé selon la posologie recommandée ; absence d'amélioration après la prise de plusieurs bouffées de bronchodilatateurs ; retard de la prise en charge de la maladie asthmatique, effort, stress, exposition importante à des allergènes auxquels la personne asthmatique est sensible (poussière, animal, pollens) ; antécédent de crise sévère, tabagisme, obésité, présence de maladies cardio-vasculaires, infection... Le risque semble plus important chez les femmes et augmente avec l'âge.

Un asthme sévère peut également apparaître lorsque les traitements habituellement utilisés ne permettent plus de contrôler la maladie. Peuvent ainsi survenir une gêne respiratoire importante et une diminution significative de la capacité respiratoire conduisant à une hospitalisation en réanimation. Une grande partie des décès pourraient être évités si l'EFR était réalisée chaque année, y compris en l'absence de gêne respiratoire. Selon une étude sur la prise en charge de l'asthme en Europe, parue en mai 2014 dans *The Lancet*, deux tiers des hospitalisations pour des crises d'asthme sévères pourraient être évités si les patients concernés étaient correctement suivis et prenaient un traitement quotidien de corticoïdes inhalés. Ces traitements de l'asthme font l'objet de consensus internationaux reconnus par tous les experts. Ils doivent être souvent pris pendant de longs mois, voire de nombreuses années.

En parallèle ou à la place, ce qui est pire, certains praticiens proposent de la « médecine douce » destinée à soulager et à éviter que la maladie asthmatique s'aggrave. Nous vous le déconseillons, car ils font courir le risque de voir votre maladie évoluer vers un asthme plus sévère. Les traitements de naturopathie, d'aromathérapie ou d'homéopathie sont dangereux, s'ils sont prescrits sans aucun contrôle du souffle (EFR) et sont l'unique traitement de l'asthme. Des charlatans traitent l'asthme avec des huiles essentielles ou par des techniques « d'imposition des mains ». D'autres affirment que l'homéopathie permet de diminuer la fréquence des crises d'asthme en adjonction des médications conventionnelles. Aucune étude sérieuse n'accrédite ces thèses, au contraire. Ainsi, une étude réalisée à partir des critères scientifiques de référence[1] a été conduite sur 93 enfants de cinq à quinze ans atteints d'asthme léger à modéré. Après douze mois de suivi, on a constaté que l'adjonction d'un traitement à base d'homéopathie n'augmentait pas la qualité de vie, ne réduisait pas le recours à un inhalateur, ne diminuait pas non plus l'absentéisme scolaire par rapport au placebo[2]. Le même constat peut être fait pour les autres médecines parallèles – phytothérapie, hypnose, relaxation, acupuncture… Elles n'ont pas plus d'effet qu'un placebo et peuvent conduire, en cas de traitement de fond, à l'hôpital !

1. Ni le prescripteur ni le patient ne savait s'il recevait le traitement homéopathique ou une substance dénuée d'effet – un placebo.

2. *Individualised homeopathy as an adjunct in the treatment of childhood asthma : a randomised placebo controlled trial. White A1*, Slade P., Hunt C., Hart A., Ernst E. Thorax. 2003 Apr ; 58 (4) : 317-21.

LES RECOS DES ALLERGOS

• Ne pas hésiter à consulter un pneumologue ou un allergologue :

– En cas de toux persistante évoluant depuis plusieurs mois ou plusieurs années, ou survenant chaque année à la période des pollens.

– En cas de toux survenant à la fin d'un effort, ou en cas d'essoufflement survenant à l'effort.

– Pour les bébés ayant fait plus de deux bronchiolites avant l'âge de deux ans.

• Mieux dépister l'asthme et informer les médecins des différentes manifestations de l'asthme et leur rappeler que les sifflements caractéristiques de l'asthme ne sont pas uniquement les seuls signes de l'asthme. En effet, l'asthme peut être comparé à un iceberg, dont la partie émergée correspond aux sifflements et la partie immergée et invisible, à toutes ces autres manifestations : toux fréquente, gêne à l'effort, bronchiolites à répétition chez un bébé…

• Effectuer une surveillance du souffle chez un allergologue ou un pneumologue une à deux fois par an, en pratiquant une exploration fonctionnelle respiratoire et cela même en l'absence de manifestations.

• Faire preuve de prudence en cas d'infection ORL et bronchique : il faut souvent doubler la dose du traitement de fond et associer des bronchodilatateurs selon les indications du médecin.

• Avoir à portée de main son médicament bronchodilatateur. Connaître le protocole d'urgence à adopter : deux bouffées toutes les dix minutes pendant une heure jusqu'au retour d'une respiration normale, sinon ne pas hésiter à appeler le 15, parfois un aérosol de bronchodilatateur est nécessaire pour calmer la crise.

• Ne pas faire de sport, en cas de gêne respiratoire, sans avis du médecin.

• Prudence, par temps froid et sec, ces conditions climatiques pouvant déclencher une crise d'asthme. Également lors de séjours chez des amis ou en vacances, notamment dans des maisons peu aérées, avec beaucoup de poussière, ou lorsqu'un animal auquel la personne est allergique est présent…

• Pour éviter la crise d'asthme sévère, il est indispensable de ne pas arrêter son traitement sans l'avis de son médecin, même si l'on n'est plus gêné.

• Surveiller son débitmètre de pointe (*peak flow*) régulièrement, surtout en cas de gêne importante. En dessous d'un chiffre déterminé par votre médecin (250 environ), il faut consulter en urgence et téléphoner au 15.

11

PÉNURIE D'ALLERGOLOGUES

« Quatre à six mois de délai pour un premier rendez-vous » chez un allergologue, rapporte le journal *La Nouvelle République* dans son édition du 26 mars 2014. À Tours ou dans les environs, si vous êtes allergique, mieux vaut prendre votre mal en patience. À l'hôpital, c'est pire encore. Compter près d'un an d'attente avant d'obtenir un rendez-vous pour le venin ou les médicaments. Le journal dresse le bilan des forces en présence en intégrant les prochains départs à la retraite. En 2015, il restera deux praticiens exclusifs sur la ville de Tours et un autre pour l'ensemble du département de l'Indre-et-Loire. La situation n'est guère meilleure dans la région : quatre allergologues pour l'Indre et le Loir-et-Cher. Soit, au total, sept spécialistes pour un bassin de population qui dépasse le million d'habitants. Ça fait tousser !

Ce constat de pénurie vaut largement pour la France entière, puisque l'Hexagone ne totalise que mille deux cents allergologues. Encore faut-il moduler ce chiffre, cinq cent cinquante seulement ayant une activité exclusive et le reste des praticiens n'exercent que partiellement. Vingt-huit départements français n'en ont que deux et certains – la Haute-Loire, par exemple – aucun. Un paradoxe alors que, on l'a dit en introduction, une explosion des allergies se profile à l'horizon. Rappelons que l'OMS prévoit qu'en 2050 la moitié de la population sera sujette à des allergies, qu'elles soient alimentaires, respiratoires, croisées, etc. Vingt millions d'allergiques pour mille deux cents allergologues... cherchez l'erreur !

Clichés et préjugés

Les causes de cette pénurie sont multifactorielles. Plusieurs lignes de force se dégagent néanmoins. Ainsi, même s'il existe de grandes disparités en Europe, l'allergologie est reconnue comme une spécialité à part entière dans dix-sept pays sur le continent. En France, en revanche, elle reste le parent pauvre des autres spécialités alors même que l'excellence de la formation initiale de nos allergologues fait l'unanimité en Europe. Idem, sa pratique en immunothérapie, considérée en avance sur celle de nombreux pays.

À cela s'ajoute le fait que beaucoup de patients et de médecins rechignent à prendre au sérieux les problèmes d'allergies. Ainsi, précise *La Nouvelle République,* dans la région de Tours, les allergies saisonnières sont surtout provoquées par les pollens de bouleau en mars, et les graminées en mai. Dès les premiers ensoleillements, la nature refleurit. Avec les fleurs apparaissent les allergies. Aux hypersensibles, les yeux rouges, larmoyants, les conjonctivites. Le nez commence à couler et à démanger, engendrant la fameuse rhinite pollinique. Des manifestations qui ne sont pas toujours sévères mais peuvent quelquefois transformer la vie quotidienne en un véritable cauchemar.

Beaucoup se disent « Ce n'est pas grave, je ne suis pas vraiment malade, pas besoin de se soigner », alors qu'il existe des traitements efficaces. Face à l'allergie, il est indispensable d'anticiper. Se soigner est nécessaire, même en cas de symptômes légers. Une donnée que les patients ont du mal à intégrer. Car, trop souvent, l'allergie est considérée comme une « bricole », sauf dans les cas d'œdème de Quincke, de choc anaphylactique ou de crise d'asthme.

Les cas de rhinite allergique – rhume des foins – du mois de mai au mois de juillet, qui s'aggravent régulièrement, posent la question de la mauvaise prise en charge des allergiques. En effet, au fil des années, les réfractaires aux pollens se sentiront de plus en plus épuisés. Parfois, pendant plusieurs semaines. Certains devant même rester cloîtrés chez eux. Bon nombre connaîtront des épisodes de toux, des bronchites… – signes annonciateurs d'un asthme – sans réaliser que leurs symptômes s'aggravent, ignorant que des traitements efficaces auraient pu endiguer le mal. En France, des millions de personnes vivent avec des allergies sans le savoir. Le nombre d'adultes ou d'enfants dont le diagnostic n'a pas été effectué ou mal pris en charge représente plus de 50 % des allergiques.

Un constat dramatique qui souligne la méconnaissance de ces maladies par certains médecins et le sous-diagnostic qui en découle. À la base, bien souvent, des préjugés tenaces. Tel celui-ci : « Voir un allergologue ne sert à rien. » Jean-François en a vérifié l'inanité à ses dépens. « Je traînais une rhinite toute l'année, explique-t-il. Ça me fatiguait énormément. J'étais notamment très gêné dans des endroits poussiéreux, même si je me sentais un peu mieux l'été. » Un indice : sa mère présente une allergie aux pollens. Lors d'une consultation chez son médecin, Jean-François lui parle de cette rhinite et demande s'il ne serait pas judicieux de consulter un allergologue. « Ça ne sert à rien », s'entend-il répondre.

La scène s'est déroulée il y a huit ans. Résultat, les symptômes de Jean-François se sont aggravés. Aujourd'hui, il est suivi pour son asthme par un allergologue. Ainsi, pendant des mois, voire des années, certains allergiques souffrent de réactions qui, sans être toujours gravissimes, les handicapent dans leur vie quotidienne et risquent d'évoluer vers une forme plus sévère.

Dans d'autres cas, le manque de formation ou d'information de certains médecins conduit à des décisions aberrantes. Celle, par exemple, qui consiste à demander des tests sanguins sans bilan allergologique. À ce sujet, l'histoire de Rosalia est édifiante. La jeune fille, qui éternue depuis des années, pense qu'elle est allergique. Son médecin lui prescrit « une prise de sang d'allergies » qui se révèle négative. « Vous n'êtes pas allergique », lui explique le praticien. Rosalia écoute son médecin, mais, six ans plus tard, elle connaît des épisodes de toux, premiers signes d'un asthme. De son propre chef, elle décide de consulter un allergologue qui, par des tests cutanés, met en évidence une allergie aux acariens. Posé beaucoup plus tôt, le diagnostic aurait permis d'éviter l'évolution vers l'asthme. Rosalia avait donc perdu six ans ! Un résultat négatif à un test sanguin ne signifie pas obligatoirement que la personne n'est pas allergique. Pour être fiable, le bilan – fondé sur un interrogatoire précis et des tests cutanés – doit être réalisé par un véritable expert de la discipline. Cela ne s'improvise pas.

Autre idée reçue, celle, bien ancrée chez de nombreux généralistes, qui consiste à affirmer que les tests cutanés ne peuvent être menés chez les enfants de moins de cinq ans. La petite Clara, deux ans, en a fait les frais. À son tableau, déjà trois bronchiolites. En plus, depuis un an, elle n'arrête pas de tousser. La maman soupçonne une allergie. Elle-même est sujette au rhume des foins depuis l'âge de quinze ans et l'oncle maternel de Clara est allergique aux chats. Pourtant, son médecin généraliste oppose un refus à sa demande de bilan. « Impossible, selon lui, on n'en fait pas avant l'âge de cinq ans. » Obstinée, la mère qui a lu des articles sur ce sujet passe outre et finit deux ans plus tard par consulter un allergologue. Résultat, Clara, à l'âge de quatre ans, est atteinte d'asthme lié à une allergie aux acariens.

Chez les enfants, les tests cutanés peuvent être pratiqués dès les premiers mois. Il est aberrant qu'aujourd'hui encore des parents se voient opposer des réponses du type : « On ne peut rien faire pour l'instant, il faut attendre cinq ans au minimum. » Cette situation, très préjudiciable, retarde le diagnostic et la bonne prise en charge, et risque d'aggraver les manifestations.

Une autre confusion fréquente consiste à croire qu'un bilan négatif chez un enfant élimine complètement le diagnostic d'allergie. Erwan, quatre ans, a eu un bilan allergologique pour des épisodes de rhinopharyngite, comprenant des tests cutanés. Les tests se sont révélés négatifs. « Votre enfant n'est pas allergique », lance le médecin à la maman, d'une manière trop tranchée. En effet, il aurait été préférable de répondre : « Le bilan est négatif à ce jour. » Des tests peuvent se positiver plus tard, il est donc important de faire passer ce message : si les manifestations allergiques persévèrent, il faut refaire des tests. Dans le cas d'Erwan, les parents ont été convaincus que leur enfant n'était pas allergique, les symptômes se sont aggravés avec l'apparition de l'asthme. Ils ont attendu trois années avant de consulter un allergologue : les tests étaient positifs aux acariens et au chat…

Morale de l'histoire : chaque jour, les allergologues reçoivent en consultation des personnes – souvent des enfants – qui auraient pu être dépistées plus précocement et bénéficier d'une prise en charge si les bilans avaient été effectués plus tôt.

Un interrogatoire minutieux

Pousser la porte d'un cabinet d'allergologie peut faire gagner beaucoup de temps et surtout s'éviter des conséquences graves. Près de 90 % d'entre eux travaillent en libéral, dans un cabinet privé, les autres sont intégrés aux équipes hospitalières, d'autres encore ont une activité mixte, libérale et hospitalière. La plupart des grands centres hospitaliers ont un service d'allergologie.

Cessons de croire qu'il faut des mois pour qu'un allergologue effectue un diagnostic. Une consultation dure environ vingt à trente minutes et permet dans bien des cas d'identifier le problème. Dans plus d'une situation sur deux, le verdict peut être porté au cours du premier rendez-vous et permet de mettre un nom sur la cause des manifestations qui gênent les patients, parfois depuis des années. Puis de mettre en œuvre les traitements nécessaires.

Le diagnostic de l'allergie repose sur un interrogatoire minutieux qui tient compte de l'environnement personnel et professionnel, du mode de vie de l'intéressé. Les allergologues enquêtent, fouillent le passé, parfois en remontant loin dans le temps, c'est d'ailleurs pour cette raison qu'on les surnomme les « Sherlock Holmes de la médecine ». Un examen suivi de tests cutanés (*prick tests*) peut être complété par des tests sanguins et, dans certains cas, de provocation.

Le principe des *prick tests*, examens routiniers chez l'allergologue, consiste à reproduire sur la peau une réaction allergique. Indolores, ils durent environ trente minutes et sont remboursés. Une goutte de l'allergène suspecté est déposée sur la peau, puis, au centre de la goutte, on pique avec une petite pointe en plastique. Une réaction allergique positive provoque des démangeaisons et une rougeur de la peau qui ressemble à une piqûre de moustique. Les bilans sanguins permettent de préciser le diagnostic d'allergie, d'en faire le suivi et de mettre en évidence des allergies croisées. Certains tests sont réalisés en milieu hospitalier. C'est le cas des tests de provocation pour les allergies alimentaires – confronter l'allergique à l'aliment suspecté – ou ceux pour les allergies aux médicaments ou aux anesthésiques.

Autre domaine de compétence de l'allergologue, la pratique régulière des désensibilisations ou immunothérapies allergéniques, seul traitement curatif de certaines allergies respiratoires ou aux venins d'hyménoptères. La désensibilisation, encore appelée « immunothérapie allergénique », consiste à réhabituer progressivement l'organisme à l'allergène mis en cause en lui administrant des doses croissantes d'un extrait allergénique. Les thérapeutiques ont progressé et, contrairement aux idées reçues, la désensibilisation ne s'effectue plus sur une dizaine d'années, mais dure de trois à cinq ans. La grande majorité se réalise désormais sous forme de gouttes à laisser fondre deux minutes sous la langue. Depuis février 2011 (Grazax) et novembre 2012 (Oralais), des comprimés de désensibilisation aux pollens de graminées sont à la disposition des malades. L'immunothérapie injectable a encore des indications, selon le profil du patient, son mode de vie, etc., et elle est la seule voie thérapeutique pour les venins.

À noter qu'une désensibilisation précoce – elle peut être proposée aux enfants dès l'âge de quatre ou cinq ans – offre plus de chances de guérison et réduit les risques d'allergies nouvelles. Autre avantage majeur : éviter l'apparition d'un asthme chez certains patients affectés par une rhinite allergique et diminuer la consommation de médicaments. On observe 60 à 70 % de bons résultats pour les allergiques aux acariens et aux pollens, et plus de 90 % en cas d'allergies aux venins d'hyménoptères.

Pourtant, là encore, les clichés ont la vie dure dans la tête de certains médecins. Christophe s'inquiéta réellement quand, après avoir eu sa première crise d'asthme en plein pic de pollens de bouleaux, il dut se rendre aux urgences. Nul doute, ses allergies s'aggravaient. Revoyant son médecin, il lui demande s'il peut consulter un allergologue afin d'envisager une désensibilisation qui semblait donner de bons résultats chez un de ses amis. « Ça ne sert à rien, ça ne marche pas », répond le médecin. Résultat, trois ans plus tard, la vie de Christophe est devenue un enfer pendant les deux mois de pollinisation. Au point que, certains week-ends, il ne peut même pas sortir de chez lui.

Situation ubuesque

Aujourd'hui, face à l'inflation des maladies allergiques, l'allergologie se trouve confrontée à un véritable paradoxe : celui d'une prise en charge qui devient insuffisante face à un nombre de malades en constante augmentation. Au milieu de ce maelström, la situation des praticiens est cocasse, pour ne pas dire ubuesque, parfois. Explications.

Traditionnellement, la France a toujours préféré les spécialités d'organe : la peau, le nez, l'œil, le système nerveux, etc. L'allergologie étant une spécialité qui touche à de nombreux organes, sa pratique empiète forcément sur d'autres territoires : pneumologues, pédiatres, dermatologues, ORL, immunologistes... Bien que spécialistes de la pathologie allergique, les allergologues exclusifs ont le statut de médecin généraliste. Conséquence, leur pratique est financièrement pénalisée. Ainsi, les tests cutanés, actes essentiels de leur diagnostic, ne sont pas reconnus à leur valeur par la nomenclature des actes médicaux. Ce qui fait courir le risque de devoir renoncer à ces examens indispensables, au profit de moyens de diagnostic biologique, souvent inutiles, moins performants, contenant des marges importantes d'erreur d'interprétation et surtout plus onéreux.

Au final, les allergologues sont donc aujourd'hui des médecins généralistes à mode d'exercice particulier ou, s'ils ont fait une spécialité d'organe, des spécialistes avec une qualification les autorisant à pratiquer l'allergologie uniquement dans le domaine qui concerne leur spécialité d'organe. Ainsi, à côté des allergologues exclusifs, qui pratiquent quotidiennement leur discipline, exercent également des pneumo-allergologues, ORL-allergologues, pédiatres-allergologues et dermato-allergologues, pratiquant conjointement deux disciplines dans des proportions variables selon chacun. On arrive ainsi à des situations ubuesques. Par exemple, le pneumo-allergologue a le droit de soigner l'asthme allergique, mais pas la conjonctivite.

Il y a mieux. Pour tenter de faire des économies, les caisses d'assurance maladie se sont lancées dans des restrictions de prescriptions médicamenteuses. Les allergologues, qui sont les premiers médecins à traiter les atopiques – ceux qui ont un terrain génétique propice à développer des allergies –, n'ont donc pas droit de prescrire le Protopic qui sert à soigner… les dermatites atopiques. Pis, le Xolair, anti-IgE donc anti-anticorps de l'allergie, leur est également interdit de prescription. Cocasse, *isn't it*?

L'allergologie est une discipline essentielle et incontournable en prise directe avec l'évolution du monde et de son écologie, elle-même en perpétuel renouvellement. À ce titre, les allergologues, véritables sentinelles qui surveillent, avertissent, donnent l'alarme sur les dangers présents dans l'environnement des malades qui les consultent, postulent à une reconnaissance pleine et entière dans notre système de santé. Dans l'intérêt de tous.

Quels allergènes disponibles pour le diagnostic et le traitement ?

Les allergènes sont des produits très spécifiques, issus d'éléments « naturels » comme les pollens ou les acariens, dont la fabrication et la commercialisation nécessitent une technologie et un savoir-faire qui ont évolué au fil des années. La France est en cela un des pays les plus innovants, avec la présence de deux grands fabricants qui exportent leurs allergènes dans le monde entier.

Le bilan met en évidence le ou les allergène(s) responsable(s) des symptômes chez chaque malade. L'allergologue peut ainsi « adapter » le traitement. Dénommé APSI (allergène préparé spécialement pour un individu), les allergènes étaient régis par un décret datant de 1960. Les recherches fondamentales et les études menées depuis plusieurs décennies ayant fait évoluer la notion d'allergènes, une modification de la législation s'est imposée. C'est ainsi que, depuis 2004, un nouveau décret[1] réglemente la fabrication et la commercialisation des allergènes.

Résultat, les autorités de santé en ont supprimé un certain nombre parmi ceux habituellement à la disposition des praticiens – quelques-uns très rares mais utiles, d'autres moins –, au motif qu'ils n'étaient pas assez bien documentés. Ainsi, la farine de blé, premier responsable d'asthme professionnel, est perdue pour le diagnostic ou la thérapeutique. Nous pouvons toujours tester la farine de blé, mais le patient boulanger asthmatique n'a plus qu'à changer de métier ou à prendre le risque que sa maladie s'aggrave. Car, malgré les médicaments prescrits pour le soulager, la désensibilisation à cet allergène n'est plus possible.

Récemment encore, quatorze allergènes ont été rayés des listes, dont beaucoup de phanères animales. Certes, il n'est pas envisageable de désensibiliser un patient au rat ou à la gerbille – il suffit pour cela de s'en séparer –, mais, quid des chercheurs, des employés d'animalerie pour qui les tests cutanés ne seront même plus possibles ?

Et que dire des nouveaux allergènes encore inconnus. Qui aurait pu prévoir, il y a trente ans, que l'arachide deviendrait un allergène incontournable ? Et que dire des pollens de cyprès plantés par millions dans les pays méditerranéens ? Nous sommes dans l'ignorance de certains allergènes futurs. Comment seront-ils fabriqués et mis à la disposition des allergologues ? Les autres pays européens ont une législation plus souple, ce qui ne signifie pas que les fabricants ne doivent pas être d'une rigueur absolue – ce qu'ils sont de manière certaine.

1. N° 2004-188 du 28 février 2004.

Les allergènes ne sont pas des « médicaments » comme les autres. Bien que la grande majorité des patients soit sensibilisée aux mêmes allergènes (acariens, pollens de graminées, de bouleau, de cyprès, d'ambroisie, chat), d'autres, moins nombreux, sont allergiques à des allergènes plus rares, mais n'en méritent pas moins un diagnostic et un traitement adaptés.

Par ailleurs, le dernier décret de septembre 2014 autorise l'assurance maladie à baisser arbitrairement et unilatéralement les prix des allergènes et leur remboursement, ce qui pénalise à la fois les fabricants – qui ne sont pas des multinationales de la pharmacie – et les patients qui en ont besoin. Donc, un seul mot d'ordre : sauver les allergènes nécessaires au diagnostic et au traitement des patients allergiques.

Formation médicale continue : le nerf de la guerre

Prendriez-vous un avion piloté par quelqu'un qui n'est pas formé ou contrôlé régulièrement aux savoirs et techniques nouvelles ? Probablement pas. Trop risqué. Et pourtant, beaucoup d'entre vous consultent un médecin qui n'actualise pas régulièrement ses connaissances. Et ce, alors que le savoir médical double tous les sept ans. Un scandale en grande partie à l'origine du sous-diagnostic et de la prise en charge insuffisante des maladies allergiques et de l'asthme. Pourtant, l'article 11 du code de déontologie médicale stipule que chaque médecin doit entretenir et perfectionner ses connaissances et prendre toutes les dispositions nécessaires afin d'évaluer sa pratique médicale. Comment en sommes-nous arrivés là ?

C'est la longue histoire de la formation continue médicale (FMC) en France. Différents plans de FMC, rarement suivis d'effets concrets, ont été proposés depuis vingt ans. Une loi en supprimant une autre, plus personne ne s'y retrouve dans cet imbroglio. L'obligation de formation, déjà inscrite dans les ordonnances Juppé de 1996, n'a jamais été mise en pratique, le Conseil d'État ayant annulé les décrets d'application.

La loi du 4 mars 2002 a ensuite rendu la FMC obligatoire. En 2006, un arrêté publié au *Journal officiel* stipulait qu'un médecin devait accomplir tous les cinq ans un certain nombre de journées de formation continue. S'ajoutait à cela une évaluation de leur pratique, appelée EPP (évaluation des pratiques professionnelles). L'ensemble donnait droit à des crédits qui débouchaient sur la délivrance d'un certificat validant sa formation. Le médecin pouvait l'afficher avec fierté dans sa salle d'attente. Mais le projet n'a jamais pu aboutir.

L'affaire était remise sur le tapis en 2009. La loi Hôpital, Patients, Santé, Territoire (HPST), de Roselyne Bachelot, promulguait une nouvelle fois une obligation de FMC et d'évaluation des pratiques professionnelles pour tous les médecins libéraux et hospitaliers et autres professionnels de santé. Du fait de sa complexité – une véritable usine à gaz –, le dispositif a eu beaucoup de mal à se mettre en place. Néanmoins, les faits sont là, depuis janvier 2013, la formation est donc « redevenue » réellement obligatoire.

Selon cette loi, les médecins devront rendre des comptes tous les cinq ans, donc en 2018. Problème de taille : 25 % des médecins seulement se sont inscrits, tandis qu'une autre partie ignore le dispositif et que le reste n'a rien compris à son fonctionnement ou n'a pas le temps de s'y consacrer dans les conditions demandées. C'est vrai, en particulier des médecins généralistes – pourtant au cœur du système de santé – surchargés de travail, avec une moyenne de soixante heures par semaine, et de multiples problèmes administratifs à résoudre. Trop souvent épuisés et désabusés face aux difficultés de leur exercice quotidien pour réussir à s'informer correctement. Un pourcentage important d'entre eux étant au bord ou en plein *burn out.*

D'autant que l'imbroglio continue. Faute de financement, l'État vient à nouveau de modifier les règles. La loi HPST demandait aux médecins de valider un Développement professionnel continu (DPC) chaque année. Il était possible d'en effectuer plusieurs dans la limite de l'enveloppe budgétaire allouée à chaque praticien. Mais, depuis l'arbitrage ministériel du 17 octobre 2014, un seul programme de DPC sera pris en charge annuellement. Cet arbitrage n'a pas été remis en cause pour 2015... au moment où nous bouclons cet ouvrage...

En conséquence, certains médecins estiment que le gouvernement devrait leur rembourser les cotisations versées au titre de la formation médicale continue. D'autres évoquent la possibilité de faire une grève du paiement obligatoire de cette cotisation... C'est ainsi qu'aujourd'hui, en France, nous n'avons toujours pas de système de formation efficace, alors qu'un médecin tient entre ses mains la vie des malades.

Et c'est pourquoi, sans doute, les allergies et l'asthme restent sous-diagnostiqués, voire perçus comme des pathologies mineures, alors que les connaissances ont évolué sur ces sujets. Il n'y a pas de pilote dans l'avion !

LES RECOS DES ALLERGOS

1. Être animé par une véritable volonté politique suivie d'effets concrets.

2. Inscrire les maladies allergiques dans les thèmes prioritaires fixés annuellement.

3. Augmenter le nombre d'heures consacrées à l'allergie dans le cadre de la formation du cursus universitaire. Elles ne sont actuellement que de huit heures en moyenne pendant les sept années d'études. Il n'existe d'ailleurs pas de module « Allergie », les huit heures sont enseignées de façon dispatchée en pneumo, en dermato, urgences, etc.

4. Diminuer le nombre d'organismes de formation – ils sont plus de mille cinq cents ! –, dont certains ont des objectifs assez louches, comme « Savoir utiliser un matériel incendie », « Savoir remplir un dossier médical » ou « Savoir utiliser un fichier Excel ».

5. Éviter que la FMC ne soit une source d'enrichissement pour certains organismes. En effet, celui qui décide de suivre une formation n'est pas le payeur.

6. Les formations ne doivent pas être trop coûteuses. Or, les tarifs peuvent parfois atteindre jusqu'à… 1 000 euros la journée.

CONCLUSION

Cet ouvrage a pour but de dénoncer les erreurs, la méconnaissance, le manque de prise de conscience de la réalité actuelle des maladies allergiques, pour beaucoup liées à notre environnement. Au fond, chacun d'entre nous est concerné. À plusieurs titres. Personnel : si nous-même ou l'un de nos proches est touché par l'allergie ; ou encore par le comportement qu'on adopte vis-à-vis des divers polluants, le tabac par exemple. Professionnel : si l'on exerce en tant qu'enseignant, architecte, paysagiste, agriculteur, industriel, médecin... Citoyen, enfin, à travers les orientations prises par les collectivités locales (dans les crèches, cantines, écoles fréquentées par nos enfants, par exemple), les municipalités en matière d'environnement, choix de matériaux, etc.

Des solutions existent, nous l'avons démontré au fil de ces pages.

Nous ne prétendons pas, avec ces mesures simples et de bon sens, arrêter l'évolution des maladies allergiques. Non, pour cela, les scientifiques doivent poursuivre leurs recherches, à la fois dans la compréhension des allergies, le diagnostic, et les traitements du futur. En revanche, il est certain que si rien n'est fait, la progression ne s'arrêtera pas. Aussi, pour éviter que le pronostic « d'un Français sur deux allergique en 2020 » ne devienne réalité, agissons !

Agissons afin que dans un avenir très proche :

• les collectivités ne plantent plus de bouleaux, qu'une loi efficace permette de verbaliser ceux qui ne respectent pas l'arrachage de l'ambroisie et empêche sa progression sur l'ensemble du territoire ; que les graminées soient coupées…

• les normes des produits de chloration des piscines soient abaissées dans des proportions moins dangereuses pour la santé des nageurs ; que des contrôles soient effectués plus fréquemment.

• tous les professionnels de santé soient informés :

– qu'un enfant peut effectuer des tests cutanés avant l'âge de quatre ans.
– qu'une prise de sang de dépistage des allergies a peu de valeur si elle ne fait pas partie intégrante d'un bilan allergologique complet.
– qu'on peut être atteint d'asthme sans présenter de sifflements (même lors d'une crise sévère).
– que des épisodes de toux chronique ou survenant à l'effort, ainsi que des essoufflements à l'effort, peuvent être des manifestations de l'asthme.
– que deux à trois bronchiolites, chez un enfant de moins de deux ans, peuvent indiquer un asthme de l'enfant.

• on interdise les prises de sang non remboursées permettant des pseudo-tests d'intolérances alimentaires.

• les fabricants de cosmétiques limitent ou, mieux, cessent d'utiliser des substances sensibilisantes pour la peau, les conservateurs en particulier ; que les allergènes contenus dans les cosmétiques soient clairement identifiables sur les emballages.

• les formaldéhydes soient de moins en moins employés dans les produits d'entretien, les meubles, les matériaux de décoration, afin d'assainir l'air intérieur que nos enfants et nous-mêmes respirons.

• l'utilisation de sprays, bougies parfumées, encens, désodorisants d'intérieur et autres aérosols destinés à purifier l'air soient déconseillés, et donc moins consommés.

• on interdise la publicité mensongère en faveur des produits désinfectants, assainissant antibactériens, anti-acariens, qui abuse les consommateurs.

• on mesure en priorité trois substances – formaldéhyde, benzène, dioxyde de carbone (CO2) – dans les crèches, écoles, piscines.

• les logements collectifs cessent d'être chauffés à plus de 20 °C.

• les autorités de santé reconnaissent l'importance des maladies allergiques ; qu'elles donnent aux professionnels de santé les moyens de remplir leur rôle en mettant à leur disposition les allergènes permettant le diagnostic et le traitement des allergiques.

• la profession d'allergologue soit reconnue comme une spécialité nécessaire à la prise en charge des allergiques les plus sévères, les autres cas, moins graves, étant traités par les médecins généralistes, mieux formés à ces maladies.

Nous tenons également à le souligner : au-delà des orientations qui engagent la collectivité, une prise de conscience individuelle s'impose. Autrement dit, chacun d'entre nous doit veiller à modifier son comportement au quotidien et ne pas tout attendre des pouvoirs publics. Ne l'oublions pas : notre santé est aussi une affaire personnelle.

Table

Introduction 7

1 Cosmétiques hypoallergéniques : cela n'existe pas 11

2 Et à la cantine, on fait comment ? 35

3 Pollens : des jardins qui font tousser 47

4 Pourquoi tant d'allergies ? 69

5 Dépister les intolérances alimentaires : une arnaque à la mode 77

6 Pollution intérieure : l'ennemi n° 1 91

7 *Gluten-free*, le dernier attrape-bobo ? 121

8 Les fauteurs de troubles 131

9 Faut-il fermer les piscines ? 142

10 Asthme : n'attendez pas de siffler ! 153

11 Pénurie d'allergologues 167

Conclusion 183

Remerciements d'Isabelle Bossé

Tous mes remerciements vont :

au docteur Alfred Sabbah, qui m'a enseigné l'allergologie et m'en a communiqué sa passion ;

au professeur Daniel Vervloet qui a su écouter et comprendre l'intérêt d'une évocation de cette spécialité qu'est l'allergologie, et n'a pas compté son temps ni son énergie ;

au docteur Jacques Gayraud pour son aide sur les allergènes ;

au docteur Valérie Liabeuf pour son aide sur le PAI ;

au docteur Habib Chabane pour son aide sur la biologie ;

à mes patients, dont certains ont inspiré quelques-unes des histoires de ce livre ;

à Patrick Danset, qui s'est passionné pour la qualité de l'air et la qualité de vie des allergiques ;

à Guy Hugnet pour son aide précieuse lors de la rédaction de cet ouvrage ;

au docteur Pierrick Hordé, qui m'a permis de réaliser un vieux rêve : écrire un livre ;

à mes enfants Barnabé et Capucine, à ma famille, à mes amis allergologues ou non.

Remerciements de Pierrick Hordé

Tous mes remerciements vont :

au professeur Alfred Bernard, au docteur Franck Devulder, à Philippe de Coustine, au docteur Alexis D'Escatha, au docteur Thomas Loeb, à Étienne Bertrand, à Kahina Tararbit, à Magali Talneau, à Michel Thibaudon, à Christine Rolland, à Édouard Tournant, au docteur Chantal Deschamps, à Christophe Dangles, à Vincent Loeb, ainsi qu'à Laure Bernard, productrice, et Véronique Berthonneau, réalisatrice de « Allergies planétaires, à qui la faute ? » (documentaire, France 5).

Cet ouvrage a été composé
par Atlant'Communication
au Bernard (Vendée)

Impression réalisée par

CPI
FIRMIN-DIDOT

27650 Mesnil-sur-l'Estrée

en mars 2015
pour le compte des Éditions de l'Archipel,
département éditorial
de la S.A.S. Écriture-Communication.

Imprimé en France
N° d'impression : 128023
Dépôt légal : mars 2015